U0270104

医学应用统计分析

（SAS、SPSS 版）

主　编　陈青山

副主编　尹　平　吴泰顺　程锦泉

人民卫生出版社

图书在版编目（CIP）数据

医学应用统计分析/陈青山主编. —北京：人民卫生出版社,2015

ISBN 978-7-117-20876-5

Ⅰ. ①医…　Ⅱ. ①陈…　Ⅲ. ①医学统计-统计分析-软件包-教材　Ⅳ. ①R195.1-39

中国版本图书馆 CIP 数据核字（2015）第 129123 号

人卫社官网　www. pmph. com	出版物查询，在线购书
人卫医学网　www. ipmph. com	医学考试辅导，医学数据库服务，医学教育资源，大众健康资讯

版权所有，侵权必究！

医学应用统计分析

主　　编：陈青山

出版发行：人民卫生出版社（中继线 010-59780011）

地　　址：北京市朝阳区潘家园南里 19 号

邮　　编：100021

E - mail：pmph @ pmph. com

购书热线：010-59787592　010-59787584　010-65264830

印　　刷：北京建宏印刷有限公司

经　　销：新华书店

开　　本：787×1092　1/16　　印张：13

字　　数：316 千字

版　　次：2015 年 6 月第 1 版　2019 年 9 月第 1 版第 3 次印刷

标准书号：ISBN 978-7-117-20876-5/R·20877

定　　价：45.00 元

打击盗版举报电话：010-59787491　E-mail：WQ @ pmph. com

（凡属印装质量问题请与本社市场营销中心联系退换）

编　委

（以姓氏笔画为序）

马金香　广州医科大学
王　维　深圳市宝安区妇幼保健院
尹　平　华中科技大学
许珊丹　武汉科技大学
李丽霞　广东药学院
杨　剑　长沙市第一医院
杨德华　成都大学附属医院
吴泰顺　深圳市宝安区疾病预防控制中心
陈青山　暨南大学
林佩贤　汕头大学医学院第二附属医院

周小涛　深圳市宝安区疾病预防控制中心
周基元　南方医科大学
周舒冬　广东药学院
顾大勇　深圳出入境检验检疫局
蒋红卫　华中科技大学
程光文　武汉科技大学
程锦泉　深圳市疾病预防控制中心
管红云　深圳市慢性病防治中心
熊田甜　深圳市宝安区疾病预防控制中心

秘　书　刘晓玲　周亚敏　韩　璐（暨南大学）

3

序

我们正在进入一个信息时代。

人们所指的信息时代是信息传输速度快和信息量大的时代。信息除了文字和声像外还包括数据，数据赋予信息更具体简洁的内涵。统计学是收集、分析、表述和解释数据的科学，作为数据分析的一种有效工具，统计方法已广泛应用于医学科学各个领域，是医学科学工作者和科学研究者不可或缺的知识和技能。

在计算机日益普及的时代，教材编委结合长期教学和实践经验，潜心研究出一套实用型统计学教学方法以及由一个基本配置和若干可选的常用统计部件构成的统计计算软件包，使用者只要把收集到的数据按要求建好数据库，分清变量类型，正确选用所需要的统计学方法，录入数据就能够获得所需的统计结果。把异常复杂和难于操作的统计学方法综括为"明确分析目的-建好数据库-分清变量类型-正确选择统计方法"，是本书的指导思想和编写特色，是淳朴的科研假设经过艰苦的研究转化为便捷结果的方法。上百次的尝试和一而再的失败与成功，从二项分类变量、多项无序分类变量、多项有序分类变量到数值变量，逐步深入浅出，最终囊括了科学研究中常用的统计学方法，满足了科学研究数据的常用统计分析需求，达到了简单、快捷、实用的效果。不论是阳春白雪或是下里巴人，只要通读一遍本书，按图索骥进行学习与操作，就能够驾轻就熟、如愿以偿地获得所需要的统计结果。

实践过这种统计学方法的人都异口同声地说，医学应用统计分析竟然如此简捷方便和不必求人，于是令我想起"前人种树后人乘凉"的成语。编委们穷其全力、锲而不舍，创建了"目的-数据库-变量类型-变量间关系分析"的应用统计学教学方法，为统计学应用者找到了一条便捷实用的学习途径。这种不弃不舍、孜孜以求的科学态度和甘为人梯的专业责任心令人肃然起敬。

《医学应用统计分析》就像一叶来自于远方的帆船，给人带来便捷的希望。两岸青山相对出，孤帆一片日边来。

国家教学名师 | **王声湧**

2015 年元月于暨南园

前　言

　　统计学是一门理论科学，也是一门应用科学，在实际工作中有着广泛的用途。但统计学难学，统计学难用，究其原因或许各种各样，不是老师没有教好，不是教材没有编好，更不是学生没有学好。主要的客观因素在于众多的学习者，如绝大多数非数学类专业（医学、商学、管理学等）学生，只是学过或没有学过高等数学、只具备一些基础数学知识，而没有更多的概率论和数理统计等相关课程的背景知识，所以学起来吃力，用起来费劲。

　　基于该现实，改变传统统计学教材的"方法-原理-公式-应用"编写模式，不以复杂的原理方法、公式推导为重点，以解决实际问题为目的，内容简单、方法明确、易于理解、便于操作，按"目的-数据库-变量类型-变量间关系分析"新型教学模式编写应用统计学教材是现实的需要，也是一种大胆的创新。

　　本书遵循简单、实用的原则，力避复杂的数学原理和公式推导，以明确分析目的，建好统计数据库，分清变量类型为基础，以分析变量与变量之间关系为主线阐述统计学的分析方法。本书编写中力求思维清晰明确、内容实用简单、操作便捷可行、安排合理有序，使之成为一本学术思想先进、实用价值较高、适用对象更加广泛的统计学教材。

　　本书的主要内容包括基础部分：统计学基本概念、思维方法，建数据库，分清楚变量类型，选择统计方法；分析部分：单一变量分析，两变量关系分析，多变量关系分析。其中两变量关系分析是教材的主要内容。

　　该书的编写目的是冀望提高广大学习者实际应用统计学的能力，但限于水平，不一定遂愿，诚恳期待广大读者的批评指正并不断完善。

主　编 **陈青山**

2015 年元月

目　录

第一章　绪论 ………………………………………………………………… 1

第一节　统计学的几组基本概念 ………………………………………… 1

一、指标与变量 …………………………………………………… 1

二、影响变量与结果变量 ………………………………………… 1

三、总体与样本 …………………………………………………… 2

四、同质与变异 …………………………………………………… 2

五、参数和统计量 ………………………………………………… 3

六、本质差异和抽样误差 ………………………………………… 3

七、正态分布与偏态分布 ………………………………………… 3

八、频率与概率 …………………………………………………… 3

第二节　应用统计分析的实质和基本特征 ……………………………… 4

第三节　学好应用统计分析的方法 ……………………………………… 4

一、明确分析目的 ………………………………………………… 4

二、建好分析数据库 ……………………………………………… 5

三、分清楚变量类型 ……………………………………………… 5

四、正确选用统计学方法 ………………………………………… 5

五、熟悉常用的统计分析软件 …………………………………… 5

第二章　变量、数据和数据库 …………………………………………… 7

第一节　变量 ……………………………………………………………… 7

一、变量的类型 …………………………………………………… 7

二、变量的转换 …………………………………………………… 8

第二节　数据 ……………………………………………………………… 8

一、数据库数据 …………………………………………………… 8

二、频数表数据 …………………………………………………… 9

三、数据库数据与频数表数据的转换 …………………………… 9

第三节　数据库 …………………………………………………………… 12

一、数据库的结构 ………………………………………………… 12

二、建立数据库的方法 …………………………………………… 13

三、不同软件数据库文件的导入导出 …………………………… 18

四、统计数据库的要求 …………………………………………… 20

第三章 变量间关系分析的方法 ······ 21
　第一节　变量间关系分析的统计描述 ······ 21
　　一、数值变量的统计描述 ······ 21
　　二、分类变量的统计描述 ······ 21
　第二节　变量间关系分析的统计推断 ······ 22
　　一、统计推断的判断准则 ······ 22
　　二、统计推断的思维方法 ······ 22
　　三、统计推断中的两类错误 ······ 23
　第三节　变量间关系分析的基本内容 ······ 24
　　一、单一变量分析 ······ 24
　　二、双变量间关系的分析 ······ 24
　　三、多变量关系的分析 ······ 24

第四章 单一变量的分析 ······ 26
　第一节　单一变量的统计描述 ······ 26
　　一、单一数值变量的统计描述 ······ 26
　　二、单一分类变量的统计描述 ······ 32
　第二节　单一变量的统计推断 ······ 34
　　一、单一二项分类变量的分析 ······ 35
　　二、单一多项无序分类变量的分析 ······ 37
　　三、单一多项有序分类变量的分析 ······ 40
　　四、单一数值变量的分析 ······ 42

第五章 二项分类变量与二项分类变量关系的分析 ······ 45
　第一节　数据库数据的分析 ······ 45
　　一、分类特征不同时两个二项分类变量间关系分析 ······ 45
　　二、分类特征或性质相似时，两个二项分类变量间关系分析 ······ 49
　第二节　频数表数据的分析 ······ 53
　　一、分类特征或性质不同时，两个二项分类变量间关系分析 ······ 53
　　二、分类特征或性质相同时，两个二项分类变量间关系分析 ······ 56

第六章 多项无序分类变量与二项分类变量关系的分析 ······ 60
　第一节　数据库数据的分析 ······ 60
　第二节　频数表数据的分析 ······ 64

第七章 多项有序分类变量与二项分类变量关系的分析 ······ 68
　第一节　数据库数据的分析 ······ 69
　第二节　频数表数据的分析 ······ 72

第八章 数值变量与二项分类变量关系的分析 ···················· 76
　　第一节 数据库数据的分析 ······························· 77
　　第二节 "均数、标准差"类数据的分析 ·················· 79

第九章 二项分类变量与多项无序分类变量关系的分析 ·········· 83
　　第一节 数据库数据的分析 ······························· 83
　　第二节 频数表数据的分析 ······························· 89

第十章 多项无序分类变量与多项无序分类变量关系的分析 ······ 92
　　第一节 数据库数据的分析 ······························· 92
　　第二节 频数表数据的分析 ······························· 96

第十一章 多项有序分类变量与多项无序分类变量关系的分析 ····· 101
　　第一节 数据库数据的分析 ······························· 101
　　第二节 频数表数据的分析 ······························· 105

第十二章 数值变量与多项无序分类变量关系的分析 ············ 111
　　第一节 数据库数据的分析 ······························· 112
　　第二节 "均数、标准差"类数据的分析 ·················· 117

第十三章 二项分类变量与多项有序分类变量关系的分析 ········ 122
　　第一节 数据库数据的分析 ······························· 123
　　第二节 频数表数据的分析 ······························· 126

第十四章 多项无序分类变量与多项有序分类变量关系的分析 ····· 130
　　第一节 数据库数据的分析 ······························· 130
　　第二节 频数表数据的分析 ······························· 134

第十五章 多项有序分类变量与多项有序分类变量关系的分析 ····· 137
　　第一节 数据库数据的分析 ······························· 137
　　　一、分析一变量对另一变量的预测或影响作用 ············ 137
　　　二、分析两个变量间相关性 ··························· 141
　　第二节 频数表数据的分析 ······························· 143
　　　一、分析一变量对另一变量的预测或影响作用 ············ 143
　　　二、分析两变量间的相关性 ··························· 147

第十六章 数值变量与多项有序分类变量关系的分析 ············ 150

第十七章 二项分类变量与数值变量关系的分析 ················ 153

第十八章 多项无序分类变量与数值变量关系的分析 ……………………… 156

第十九章 多项有序分类变量与数值变量关系的分析 ……………………… 160

第二十章 数值变量与数值变量关系的分析 ……………………………………… 164
   第一节 数值变量与数值变量的 Pearson 相关 …………………………… 165
   第二节 数值变量与数值变量的 Pearson 回归 …………………………… 168

第二十一章 多变量间关系的分析 ………………………………………………… 172
   第一节 一个数值变量与多个数值变量之间关系的分析 ……………… 172
   第二节 一个数值变量与多个分类变量之间关系的分析 ……………… 176
      一、随机区组设计的方差分析 …………………………………………… 176
      二、析因设计的方差分析 ………………………………………………… 179
   第三节 一个数值变量与混合多个变量之间的关系分析 ……………… 183
      一、协方差分析 …………………………………………………………… 183
      二、COX 回归模型 ………………………………………………………… 187
   第四节 一个分类变量与混合多变量之间的关系分析 ………………… 189

参考文献 ………………………………………………………………………………… 193

后记 ……………………………………………………………………………………… 196

第一章

绪　论

<<<<<

统计学是一门透过同质事物的变异性、揭示内在事物规律性和实质性的科学。确切地讲，是一门关于客观数据分析的科学，研究数据的收集、整理和分析，在实际工作中，有着广泛的用途。

应用统计分析是应用者围绕应用分析的目的，根据数据或数据库中变量的特征和类型，以及变量与变量间关系所实施的数据分析。学好应用统计分析需要掌握一些统计学的基本概念、基本特征以及基本学习方法。

第一节　统计学的几组基本概念

应用统计分析有几组较为重要的基本概念，掌握它们可以全面地理解什么是统计学。

一、指标与变量

指标（index）即观察指标，是由研究目的确定的观察对象的内在属性特征或其相关的影响因素。例如，需要研究某地区饮用和不饮用早餐奶等对小学生身体生长发育（如身高、体重等）的影响，那么身高、体重反映了小学生身体生长发育的特征，分别称为研究的身高指标、体重指标，影响身高体重的性别、年龄等因素，称为研究的性别指标、年龄指标等。

变量（variable）即观察变量，也称变化的量，实际上就是观察指标，一般特指用于数学、统计或软件计算的分析指标。例如，反映小学生身体生长发育的身高、体重指标，在统计计算时，分别称为身高变量、体重变量。

某一变量的观察值或测量结果即为变量值，如测得某个小学生的身高 1.20m、体重 30kg，可分别称该小学生身高的变量值为 1.20m、体重的变量值为 30kg。

笼统地讲，统计学是一门关于变量（实际上是变量值）分析的科学。

二、影响变量与结果变量

变量按是否影响其他变量，或是否受到其他变量的影响分为影响变量和结果变量。影响变量（affect variable），也称自变量（independent variable），是指自身变化并影响结果变量变化的量；结果变量（outcome variable）又称因变量（dependent variable）或反应变量

1

（response variable），是指受到影响变量的影响而变化的量，看作影响变量变化的结果。如果分析某地小学生体重依赖于年龄的变化规律，那么年龄可看作是影响变量，体重则为结果变量；如果分析不同性别之间身高是否存在统计学差异，那么性别是影响变量，身高是结果变量。

分清楚变量特征，即分清楚结果变量与影响变量，是选择统计分析方法的重要步骤。一般而言，那些相对固有的、不易改变的指标（如性别、籍贯等），或易于被人控制的处理因素（如实验分组、疫苗接种与否等）作为影响变量或影响因素；而那些容易变化，或较难确定的观察效应或结局指标（如疗效、患病与否等）作为结果变量，看成是最后观察或反应的结果。但影响变量和结果变量的划分是相对的，视研究目的和具体情况而定，有时甚至不加区分。

可以讲，统计学是一门关于结果变量与影响变量（简称变量与变量）间关系分析的科学。

三、总体与样本

总体（population）是根据研究目的确定的同质观察单位的全体，更确切地说，是同质的所有观察对象某变量值的集合。笼统地讲，总体可以是一个社区、一个特定的人群、一组血样、一群细胞等；具体而言，总体是所有观察对象的某个观察指标（即变量）的全部观察值。例如，在饮用和不饮用早餐奶对某地区小学生身体生长发育影响的研究中，该地区符合条件的所有小学生常常被认为是该研究的总体，实际上还要具体区分不同指标的总体，该研究的身高总体是所有研究对象的身高值，该研究的体重总体是所有研究对象的体重值。研究的总体中，有的研究对象（或变量值）的个数是可数的，称为有限总体，有的是不可数的，称为无限总体。

在实际应用中，由于往往无法或者没有必要得到总体中每个变量的值，所以常常应用随机抽样的方法研究其中的某一部分。所谓随机抽样，就是一种从总体中随机抽取具有代表性的部分个体进行统计分析并用来研究总体的方法。从总体中随机抽样获得的部分观察对象的变量值称为样本（sample），样本中变量值的个数称为样本含量（sample size）。

已经证明，一定样本含量的样本信息可以推断其总体的相关特征。从这个意义上讲，统计学是一门研究样本，推论总体的科学。

四、同质与变异

同质（homogeneity）是指研究对象具有相同或相近的性质、条件或影响因素。在上述早餐奶对某地区小学生身高体重影响的研究中，该地区全体小学生可认为是同质的，因为这些研究对象具有相同的地域、相同的身份、相近的年龄……许多研究中常常给出筛选对象的诊断标准、纳入标准和排除标准，目的就是为了保证研究对象的同质性。

同质研究对象的某些研究特征又具有差异性，这种现象称为变异（variation）。在早餐奶的研究中，该地区全体小学生具有同质性，但他们的身高有高有矮、体重有轻有重……表现为变异。

同质总体中个体间的变异是绝对的，这是统计学赖以存在的基础。从这个角度来看，统计学是一门研究变异的科学。

五、参数和统计量

参数（parameter）是描述研究总体特征的指标。用希腊字母代表，如：总体均数 μ、总体率 π、总体标准差 σ 等。

统计量（statistic）是根据样本的变量值计算的、描述样本特征的指标。用拉丁字母代表，如：样本均数 $\bar{x}$、样本率 p、样本标准差 S 等。

在总体参数未知时，常常通过样本的统计量对总体参数进行估计或假设检验。所以，统计学是一门研究样本统计量估计总体参数的科学。

六、本质差异和抽样误差

不同样本的统计量或分布存在不同程度的差异，常有两个原因：一是本质差异，二是抽样误差。

本质差异（essential difference）是指不同的研究因素影响或作用于不同的研究总体，导致不同总体参数之间或相应样本统计量之间存在的差异。例如，饮用和不饮用早餐奶可引起两组身高体重的不同，视为研究因素导致的本质差异。

抽样误差（sampling error）是指由于随机抽样的原因引起的样本统计量与总体参数或不同样本统计量之间的差异。例如，饮用同量早餐奶的全部小学生平均身高 1.20m，随机抽取了其中 10 名小学生的平均身高为 1.19m，这两个平均身高不等视为抽样误差。又如，饮用同量早餐奶的小学生如果用随机分组方法分成两组，一般来讲两组的平均体重不完全相同，也可看作是抽样误差。

引起抽样误差的直接原因是随机抽样，内在原因是总体中个体间的变异。因为个体变异的绝对性，所以抽样误差不可避免，但抽样误差的大小可用统计学方法予以估算。从此意义来理解，统计学则是一门研究抽样误差的科学。

七、正态分布与偏态分布

正态分布（normal distribution），又称为高斯分布（Gaussian distribution），是一种常见的、具有以均数为中心、左右两侧基本对称、钟形、两头低中间高等特征的连续型分布。统计学上把以均数为 μ、方差为 σ^2 的正态分布记作 $N(\mu, \sigma^2)$，其中 $\mu = 0$，$\sigma^2 = 1$ 的正态分布称为标准正态分布，记作 $N(0, 1)$。大多数医学数据呈正态分布或近似正态分布，有的数据尽管不呈正态分布，但经适当的变量变换，可使变换后的数据服从正态分布或近似正态分布。

偏态分布（skewed distribution），是一种较为常见的、没有或缺少正态分布曲线特征的连续型分布，表现为分布曲线的峰值与平均值不相等，即不以均数为中心，左右两侧明显不对称。根据曲线峰值小于或大于平均值可分为正偏态分布或负偏态分布。

在某种程度上来讲，统计学是一门研究数据分布的科学。

八、频率与概率

一枚硬币，投掷 10 次，如果观察出现正面的次数，可能为 1 次、2 次、3 次……10 次或 0 次，计算这 10 次投掷中出现正面次数与总投掷次数之比，就是计算投掷 10 次硬币出现正面的频率。一般认为，频率（frequency）是在有限少量次数如几次或几十次试验中，某现象出现的次数与总试验次数的比值。

当投掷硬币的次数不断增加，正反面出现的次数与总次数的比值将逐渐接近 50%。可以设想的是，当投掷无限多次时，正面或反面出现的频率就是 50%，此即为投掷硬币出现正面或反面的概率。

可见，概率（probability）是在无限多次试验中，某现象出现的次数与总试验次数的比值，或者说是频率的极限值。它反映某一事件发生的可能性大小，常以符号 P 表示，P 越接近 1 表示该事件发生的可能性越大，P 越接近 0 表示该事件发生的可能性越小。其取值范围在 0 到 1 之间，可以用小数或百分数表示。

所以，统计学也是一门研究概率大小的科学。

第二节 应用统计分析的实质和基本特征

站在不同的角度，对统计学有不同的理解和认识，但统计学的实质内容就是数据分析，包括理论和应用两部分。

理论统计学是研究数据分析的原理、方法、条件和公式等。

应用统计学则是应用现代计算机技术（包括软件技术）和理论统计学的成果，围绕分析目的，分析实际数据中变量与变量间的关系。

从这个意义上来讲，应用统计分析属于应用统计学的范畴，是从解决实际问题的角度阐述如何应用统计学方法，因此具有应用统计学的一些基本特征。

1. 实用性 解决实际数据的统计分析问题，不涉及或尽量少涉及统计理论、公式推导等内容，甚至不太多的考虑其计算公式或中间的计算过程等。

2. 目的性 有明确的实际应用目的。一堆杂乱无章、没有任何分析目的的数据是没有价值的，尽管理论上有很好的分析方法。

3. 数据性 某种意义上，统计分析就是数据分析，因此收集的数据要按照数据间关系、数据库的要求进行整理、呈现，建立的数据库能被统计软件调用，并按目的要求进行分析。

4. 借用性 借用理论统计学的研究成果和现代计算机的科学技术（包括软件技术）解决实际问题，主要强调如何应用、如何得出结果。

第三节 学好应用统计分析的方法

如何学好应用统计分析，不能一言以蔽之，但在学习中，需要掌握以下几点。

一、明确分析目的

研究目的是统计分析的目标和方向，决定了研究设计、研究对象、研究指标等，而研究的设计方案、分析指标是选择不同统计分析方法的决定因素。因此，正确的统计学分析一定要建立在明确的研究目的基础上，那些没有目的的统计分析，或者事先没有研究设计，事后找来一堆数据的统计分析都是不可取的。

二、建好分析数据库

一般来讲，统计分析需要借助统计分析软件计算，而统计分析软件都要有完整、符合要求的数据或数据库，所以建好分析数据库是统计分析的必要条件。此外，建好分析数据库还可以理清分析思路。在试验或调查研究中获取的数据有时多而零散，如果不能进行科学的整理汇总，就会杂乱无章，理不清头绪，抓不住要点，甚至无所适从，最后可能束之高阁、弃之不用，造成数据的极大浪费。相反，建好数据库，可以使观察对象的研究指标一目了然，使研究思路清晰明确。因此，建好数据库是正确统计分析的前提和基础。

三、分清楚变量类型

数据库中各个研究对象的每项观察指标都可以看作是一个分析的变量，变量的类型是统计分析中选择不同统计方法的依据，分清楚变量的类型是正确选择统计方法的基础和关键。变量分为数值变量和分类变量两类，其中分类变量按是否有序以及项数的多少，又分为二项无序、多项无序、二项有序、多项有序几种类型。实际应用中，常常将二项无序分类变量和二项有序分类变量合并为二项分类变量，详见第二章。

四、正确选用统计学方法

统计学分析可看作是变量与变量间的关系分析，当研究目的和设计方案确定以后，不同特征类型的变量组合决定了不同统计方法的选择。如，二项分类变量与二项分类变量关系的分析选用 χ^2 检验，数值变量与二项分类变量关系的分析选用 t 检验，数值变量与多项无序分类变量关系的分析选用 F 检验，数值变量与数值变量关系的分析选用直线相关回归分析……。详见第三章以后各章节。

五、熟悉常用的统计分析软件

统计分析软件是统计分析的必备工具，目前有许多种（套）。常用的国际公认的统计分析软件有：统计分析系统（SAS）、社会学统计程序包（SPSS）。微软公司的电子表格系统 Microsoft Office Excel 也有广泛应用。

（一）统计分析系统（SAS）

SAS（Statistics Analysis System）是统计分析系统的英文缩写，最早由北卡罗来纳大学的两位生物统计学研究生编制，1976 年由 SAS 软件研究所正式推出。SAS 完全针对专业用户进行设计，以编程为主。其最大特点是分析模块调用，功能强大，深浅皆宜，简短编程即可同时对多个数据文件进行分析。但对一般用户而言，人机界面不太友好，初学者编写、使用程序会存在各种难度。本书介绍的是 SAS 9.2 版本的程序。

（二）社会学统计程序包（SPSS）

SPSS（Statistical Package for the Social Science）是社会学统计程序包的英文缩称，20 世纪 60 年代末由美国斯坦福大学的三位研究生研制，1975 年由芝加哥 SPSS 总部推出。SPSS 系统的最大特点是菜单操作，方法齐全，绘制图形、表格较为方便，输出结果比较直观。但其统计分析功能略显逊色，特别是难以同时分析处理多个数据文件。本书介绍的是 SPSS 13.0 版本的程序。

（三）微软公司的电子表格系统（Microsoft Office Excel）

Microsoft Office Excel（简称 Excel）是美国微软公司开发的电子表格系统，是目前应用最为广泛的办公室表格处理软件之一。Excel 作为 Office 软件的一员被众多用户所熟知，具有数据处理、函数运算、数据库、图表制作等功能，进行统计分析时具有易得、快速、直观、简单、运算可视等优点，也是建立数据库、进行常用统计分析的好工具。

不同软件各有利弊、互有长短，用户可根据需要和使用习惯，选择一种或几种软件进行数据分析。本书仅介绍 SAS、SPSS 的计算方法和程序，Excel 统计分析另书出版，其他不作阐述。

第二章

变量、数据和数据库

<<<<<

统计数据是实施统计分析的前提和基础，常常以数据库的方式呈现。数据库由不同观察对象的观察指标（变量）及其相应的数据值组成。掌握变量、数据和数据库的基本知识，正确区分变量、数据类型有利于正确选择统计方法并实施统计分析。

第一节　变　量

从数据库、数据分析的角度来看，变量是指能反映数据库数据的内在数量关系、可用于统计计算（包括软件计算）的指标。一般而言，不同的研究目的决定了不同的数据库，实际上决定了组成数据库的不同变量。

弄清楚变量类型及其转换关系是应用统计分析的重要内容。

一、变量的类型

变量分为分类变量和数值变量两种类型。

（一）分类变量

分类变量（categorical variable），又称定性变量（qualitative variable），是指用定性方法确定的、说明观察单位某项属性特征或类别的指标。

在有关分类变量的统计分析中，由于选择的统计方法与分类变量的分类个数、分类类别之间是否存在等级或程度差异等有关，因此根据分类变量的分类项数和各项数间有无等级程度差异分为二项分类变量（包括二项无序分类变量和二项有序分类变量）、多项无序分类变量和多项有序分类变量，见表 2-1。

表 2-1　不同类别的分类变量

类别	项数	等级次序	举例
二项分类变量	二项	无或有	性别（男、女）、结果（阴性、阳性）
多项无序分类变量	多项	无	血型（A、B、AB、O）
多项有序分类变量	多项	有	营养状况（优、良、中、差）

（二）数值变量

数值变量（numerical variable），又称定量变量（quantitative variable），是指用定量方

法测定、具有数值大小（高低或多少）的指标，变量值一般有度量衡单位，可以带小数点，如身高、体重、血压等。

从应用统计分析选择统计方法的角度考虑，变量可分为二项分类变量、多项无序分类变量、多项有序分类变量和数值变量4种类型。

二、变量的转换

一般而言，不同类型变量可遵循下列顺序转换：数值变量→多项有序分类变量→多项无序分类变量→二项分类变量，称为降级转换，简称降级。如某科学生的考试成绩用具体分数表示（张三95分、李四88.5分……）是数值变量；当≥90分为优，≥75分且<90分为良，≥60分且<75分为中，<60分为差时，划分为等级的考试成绩属于多项有序分类变量；当然，如果研究者把优、良、中、差的考试成绩都同等看待（即没有高低大小的等级差别），则视为多项无序分类变量；如果把<60分的视为不及格、≥60分的记为及格，则考试成绩为二项分类变量。

注意的是，这种降级转换过程会不断丧失变量本身蕴藏的数据信息，导致统计分析过程中假阴性结果的增加。至于逆向转换即升级转换，尽管理论上认同，但实际应用中不可行，不建议采用。

第二节 数 据

数据（data）是描述研究指标数值大小或属性特征的观察值。按变量的类型不同分为有数值变量数据、分类变量数据等各类；按照数据的呈现方式不同，将其分为数据库数据和频数表数据两类，本节予以介绍。

一、数据库数据

数据库数据（database data）一般特指根据一定的研究目的确定的、用二维数据库（bivariate-table data）方式逐一有序记录的、可供统计软件或程序分析的、不同观察对象的各个观察指标的全部观察值。如某年某妇幼医院孕产妇基本信息见表2-2，可视为数据库数据。

表2-2 某年某妇幼医院孕产妇基本信息

编号	年龄（岁）	血型	身高（cm）	体重（kg）	孕检	贫血程度
01	36	A	174	65	有	无
02	33	O	154	54	有	中度
03	24	B	161	53	无	轻度
…	…	…	…	…	…	…

表中除第一行属于观察指标外，其余每一行代表一个观察对象（即孕妇）的所有观察指标值；每一列代表某项观察指标所有观察对象的观察值。统计分析要求，数据库数据能够直接应用相关统计软件进行计算分析。由于不同软件对文字存在可识别性问题，还要求

数据库的数据值全部用阿拉伯数字表示，必要时应在适当位置附加批注。表2-2可修改成如下数据库数据，见表2-3。

表2-3　某年某妇幼医院孕产妇基本信息

编号	年龄	血型	身高	体重	孕检	贫血程度
01	36	1	174	65	1	0
02	33	0	154	54	1	2
03	24	2	161	53	0	1
…	…	…	…	…	…	…

注：血型中0为O、1为A、2为B、3为AB；孕检中0为无、1为有；贫血程度中0为无、1为轻度、2为中度、3为重度。

二、频数表数据

频数表数据（frequency-table data）是将研究对象的某一指标按其数值大小分组或属性特征分类，清点各组或各类观察单位出现的个数（即频数），有分类变量的频数表数据和数值变量的频数表数据两种。

表2-4是某年某医院不同贫血程度的孕产妇人数，属于按分类变量（贫血程度）分类的频数表数据。

表2-4　某年某医院不同贫血程度孕产妇人数（分类变量的频数表数据）

贫血	人数
无	210
轻度	110
中度	70
重度	30

表2-5是某年某医院不同年龄分组的孕产妇人数，属于数值变量（年龄）分组的频数表数据。

表2-5　某年某医院不同年龄组孕产妇人数（数值变量的频数表数据）

年龄	人数
<20	10
20 ~	151
25 ~	203
≥30	56

三、数据库数据与频数表数据的转换

数据库数据可以转换为频数表数据。对于数值变量而言，这种转换相当于数值变量向多项有序分类变量（或多项无序分类变量）转换，常常会损失一些数据库数据的信息，但分类变量一般不会损失信息；频数表数据也可转换为数据库数据，由于数值变量存在数据信息被丧失，一般仅限于分类变量。所以，两种数据类型的转换方向多由数据库数据向频数表数据转换。

数据库数据在转换频数表数据的过程中，如果只有一个变量的转换，称为单一变量转换；如果同时针对两个变量，称为双变量转换，包括两个分类变量转换、两个数值变量转换、一个数值变量与一个分类变量转换三种情形。至于多个变量的转换，因为较为复杂也不常应用，未予述及。

（一）实例

例 2-1 某妇幼医院某年就诊孕产妇基本信息如表 2-6，试将血型变量转换为单一变量的频数表数据，将血型和贫血程度变量转换为不同血型不同贫血程度的双变量频数表数据。

表 2-6 某年某妇幼医院孕产妇基本信息

编号	年龄	血型	身高	体重	产前检查	贫血程度
1	29	0	157.9	55	1	1
2	27	2	171.8	54	1	0
3	28	1	156.3	46	0	1
…	…	…	…	…	…	…
420	21	0	153.7	70	0	1

注：血型中 0 为 O、1 为 A、2 为 B、3 为 AB；产前检查中 0 为无、1 为有；贫血程度中 0 为无、1 为轻度、2 为中度、3 为重度。

（二）实例分析

例 2-1 中的数据是含有多个变量的数据库数据。不同血型人数的多少，属于单一分类变量转换的单一变量频数表数据；不同血型人群贫血程度的高低，是血型和贫血程度两个分类变量转换的双变量频数表数据。

（三）软件计算

1. SAS 的计算

[操作程序]

（1）例 2-1 单一分类变量转为频数表数据的 SAS 程序 SASP2_1：

```
libname sas "F：\ data \ sas"；        /*新建永久逻辑库，定义逻辑库名（数据库
                                        库名）sas，指定路径为 F：\ data \ sas */
proc freq data = sas. d2_1；          /*调用 freq 过程，选择 sas. d2_1 数据集 */
table bloodtype；                     /*生成血型变量的单一变量频数表 */
run；
```

（2）例 2-1 两个分类变量转为频数表数据的 SAS 程序 SASP2_2：

```
libname example"F：\ data \ sas"；     /*新建永久逻辑库，定义逻辑库名（数据库
                                        库名）sas，指定路径为 F：\ data \ sas */
```

```
proc freq data = sas. d2_1 ;                    / * 调用 freq 过程，选择 sas. d2_1 数据集 * /
table bloodtype * anemia ;                      / * 生成血型与贫血程度的二维交叉频数表数
                                                  据 * /
run ;
```

[计算结果]

（1）例 2-1 单一分类变量转为频数表数据的 SAS 计算结果：

The FREQ Procedure

bloodtype	Frequency	Percent	Cumulative Frequency	Cumulative Percent
1	90	21.43	90	21.43
2	113	26.90	203	48.33
3	111	26.43	314	74.76
4	106	25.24	420	100.00

图 2-1 例 2-1 单一分类变量转为频数表数据的 SAS 计算结果

（2）例 2-1 两个分类变量转为频数表数据的 SAS 计算结果：

The FREQ Procedure

Table of bloodtype by anemia

bloodtype Frequency Percent Row Pct Col Pct	anemia 0	1	2	3	Total
1	48 11.43 53.33 22.86	19 4.52 21.11 17.27	17 4.05 18.89 24.29	6 1.43 6.67 20.00	90 21.43
2	59 14.05 52.21 28.10	39 9.29 34.51 35.45	12 2.86 10.62 17.14	3 0.71 2.65 10.00	113 26.90
3	50 11.90 45.05 23.81	34 8.10 30.63 30.91	16 3.81 14.41 22.86	11 2.62 9.91 36.67	111 26.43
4	53 12.62 50.00 25.24	18 4.29 16.98 16.36	25 5.95 23.58 35.71	10 2.38 9.43 33.33	106 25.24
Total	210 50.00	110 26.19	70 16.67	30 7.14	420 100.00

图 2-2 例 2-1 两个分类变量转为频数表数据的 SAS 计算结果

2. SPSS 的计算

[操作步骤]

（1）例 2-1 单一分类变量转为频数表数据的 SPSS 操作步骤 SPSSP2-1：

Analyze

  Descriptive Statistics

    Frequencies

      Variable（s）：[bloodtype]

      OK

（2）例2-1 两个分类变量转为频数表数据的 SPSS 操作步骤 SPSSP2-2：

Analyze

Descriptive Statistics

    Crosstabs

        Row（s）：［bloodtype］

        Column（s）：［anemia］

      OK

［计算结果］

（1）例2-1 单一分类变量转为频数表数据的 SPSS 计算结果：

bloodtype

		Frequency	Percent	Valid Percent	Cumulative Percent
Valid	1	90	21.4	21.4	21.4
	2	113	26.9	26.9	48.3
	3	111	26.4	26.4	74.8
	4	106	25.2	25.2	100.0
	Total	420	100.0	100.0	

图 2-3　例 2-1 单一分类变量转为频数表数据的 SPSS 计算结果

（2）例2-1 两个分类变量转为频数表数据的 SPSS 计算结果：

bloodtype * anemia Crosstabulation

Count

		anemia				Total
		0	1	2	3	
bloodtype	1	48	19	17	6	90
	2	59	39	12	3	113
	3	50	34	16	11	111
	4	53	18	25	10	106
Total		210	110	70	30	420

图 2-4　例 2-1 两个分类变量转为频数表数据的 SPSS 计算结果

第三节　数　据　库

数据库（databases），即存放数据的"仓库"，是将不同研究对象不同观测指标的观察结果逐一有序记录的二维表格，如表2-2。数据库具有统一的结构和不同的建库方法，数据库之间还可以相互导出和导入。

一、数据库的结构

数据库主要由变量名（字段名或指标名）和变量值（指标值）组成。

变量名（variable name）：即指标名，又称字段名，是观察指标的名称。不同软件对文字的识别能力不同，在建立数据库时变量名以英文字母为宜。如 Excel 对中文的识别能力较好，变量名可以用中文或英文，但 SAS 等识别能力较差，一般不用中文变量名。

变量值（variable value）：建立数据库时，用来表示观察指标数值大小或特征属性的阿拉伯数字。表示变量大小的数字称为数值数字，如年龄为 5 岁，5 即为数值数字；表示变量特征属性的数字称为分类数字，如用 1 表示已接种疫苗，用 0 表示未接种疫苗，这里的 1 和 0 即为分类数字。

二、建立数据库的方法

由于软件不同，建立数据库的方法各有不同，常见的建库软件有 SAS、SPSS、Excel、Epidata 等。

例 2-2　某医院收集 15 例病人的资料如下，试建立数据库。

表 2-7　某医院 15 例病人相关资料

编号	年龄	性别	血型	身高	体重	药物	疗效
1	60	0	0	174	65. 5	0	0
2	33	1	2	154	54. 3	0	0
3	24	1	0	161	53. 2	0	1
…	…	…	…	…	…	…	…
15	64	0	2	173	64. 2	1	0

注：性别中 0 为女、1 为男；血型中 0 为 O、1 为 A、2 为 B、3 为 AB；药物中 0 为对照组、1 为用药组；疗效中 0 为无效、1 为有效、2 为显效。

（一）SAS 数据库

SAS 分为临时文件和永久文件两类。临时文件在退出 SAS 系统时自动被删除，永久文件则会长期保留在磁盘中。临时数据集可以用"单水平名"，即只有数据集名，如 data d2_1；永久数据集名称由两部分组成（"双水平名"），前一部分是它的库名，后一部分是数据名，两部分中间用小数点连接，如 data sas. d2_1。

1. 通过编程方式建立永久数据库

libname sas "F：\ data \ sas"；　　　　　　　／＊新建永久逻辑库，定义逻辑库名（数据库库名）为 sas，指定路径为 F：\ data \ sas＊／

2. 通过菜单方式建立永久逻辑库

操作过程为：点击 Tools 菜单，选择 New Library 选项，打开 New Library 窗口。在 Name 栏中输入逻辑库名，在 Path 栏中输入目录路径或点击右侧的"Browse"按钮选择磁盘中的文件夹，选择右侧的"Enable at startup"使其永久有效，然后点击"OK"按钮完成新库名的定义。

使用编程方式建立逻辑库时，每次关闭 SAS 程序后逻辑库会失效，但磁盘中的文件不会消失。使用菜单方式建立逻辑库在建立时选择"Enable at startup"选项则在每次打开 SAS 程序是自动生效，无需再次建立。

在永久数据库中录入数据的方法如下：

首先在指定物理地址"F：\ data \ sas"建立名为 sas 的数据库文件夹。打开 SAS，在 Editor 窗口中输入以下程序：

例 2-2 建立数据库的 SAS 程序 SASP2_3：

```
libname sas "F：\ data \ sas"；          /＊新建永久逻辑库，定义逻辑库名（数据库
                                        库名）为 sas，指定路径为 F：\ data \ sas ＊/
data sas. d2_2；                         /＊在 sas 数据库建立一个名为 d2_2 的数据文
                                        件＊/
                                        /＊分别定义编号、年龄、性别……为 no、
input no age gender $ blood $           age、gender……每个变量之间以一个或几个
height weight drug $ effect $；         空格分隔。其中 gender、blood、drug 和 effect
                                        后加有"$"，表示这些变量为字符型变量。
                                        ＊/
cards；                                  /＊输入变量值，每个变量值之间也以一个或几
1 60 0 0 174 65 0 0                      个空格分隔。注意每一行代表了一个患者的基
2 33 1 2 154 54 0 0                      本信息，即 1 号患者的编号是 1、年龄是 60、性
3 24 1 0 161 53 0 1                      别为男、血型为 A 型……＊/
（略）
；
run；
```

注：在 SAS 中常用/＊＊/对程序添加注释，注释语句内的/＊＊/内容（程序）不运行。

（二）SPSS 数据库

打开 SPSS，在变量视图（Variable View）窗口中创建变量并对变量格式进行设定，在标签（Label）中设定其中文名以作提示。对于分类变量（如血型），可在变量值中设定分别以 0、1、2、3 代表 O 型、A 型、B 型、AB 型，其中 O 型、A 型、B 型、AB 型称为标签，血型变量的特征数字 0、1、2、3 称为标签值，见图 2-5。在 SPSS 中，如果对特征数字设置了标签值，并录入了数据（见图 2-6）可在数据视图（Data View）窗口中点击值标签（Value Labels）进行特征数字（标签值）与标签的替换，见图 2-7。

	Name	Type	Width	Decimals	Label	Values	Missing	Columns	Align	Measure
1	no	Numeric	11	0	编号	None	None	4	Right	Scale
2	age	Numeric	11	0	年龄	None	None	6	Right	Scale
3	gender	Numeric	11	0	性别	{0, 女}...	None	6	Right	Scale
4	blood	Numeric	11	0	血型	{0, O型}...	None	6	Right	Nominal
5	height	Numeric	11	0	身高	None	None	7	Right	Scale
6	weight	Numeric	11	1	体重	None	None	7	Right	Scale
7	drug	Numeric	11	0	产前检查	{0, 对照组}...	None	7	Right	Nominal
8	effet	Numeric	11	0	贫血	{0, 无效}...	None	7	Right	Nominal

图 2-5 例 2-2 的 SPSS 变量设置

（三）Excel 数据库

运行 Excel 程序，在 Excel 工作表第 1 行 A1～H1 单元格输入变量（指标名），在相应变量所在列中输入变量值。A1～H1 分别为编号、年龄、性别、血型、身高、体重、药物和疗效，

A2 至 A16 为 15 个编号，B2 至 B16 为 15 个对应的年龄（值），C2 至 C16 为性别（值）……以此类推。另存于 F 盘\data\excel 目录下，命名为 d2-2，见图 2-8。

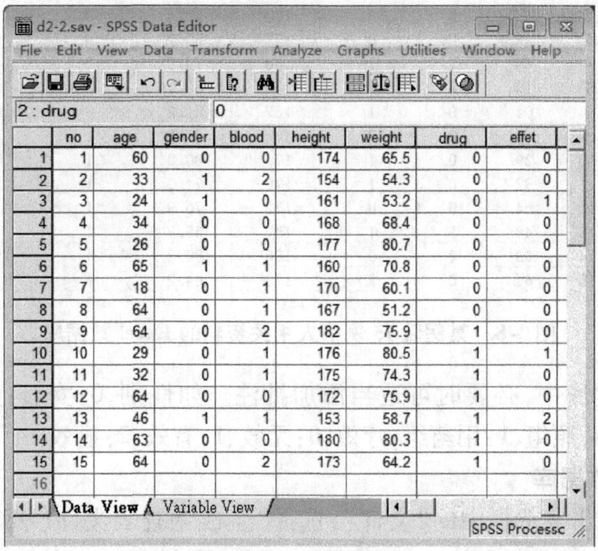

	no	age	gender	blood	height	weight	drug	effet
1	1	60	0	0	174	65.5	0	0
2	2	33	1	2	154	54.3	0	0
3	3	24	1	0	161	53.2	0	1
4	4	34	0	0	168	68.4	0	0
5	5	26	0	0	177	80.7	0	0
6	6	65	1	1	160	70.8	0	0
7	7	18	0	1	170	60.1	0	0
8	8	64	0	1	167	51.2	0	0
9	9	64	0	2	182	75.9	1	0
10	10	29	0	1	176	80.5	1	1
11	11	32	0	1	175	74.3	1	0
12	12	64	0	0	172	75.9	1	0
13	13	46	1	1	153	58.7	1	2
14	14	63	0	0	180	80.3	1	0
15	15	64	0	2	173	64.2	1	0
16								

图 2-6 例 2-2 的 SPSS 数据输入

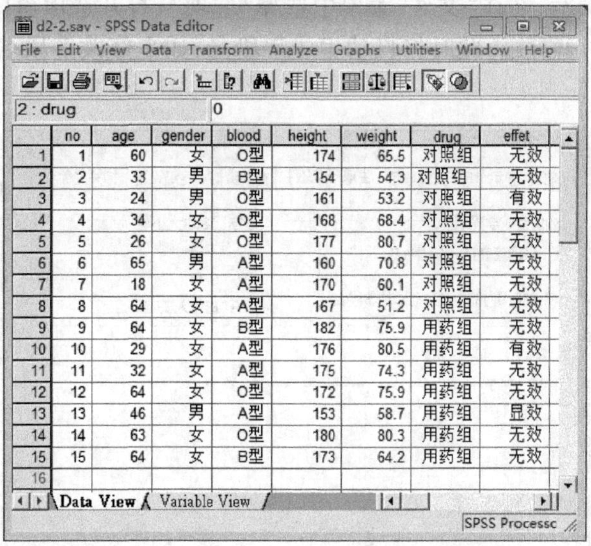

	no	age	gender	blood	height	weight	drug	effet
1	1	60	女	O型	174	65.5	对照组	无效
2	2	33	男	B型	154	54.3	对照组	无效
3	3	24	男	O型	161	53.2	对照组	有效
4	4	34	女	O型	168	68.4	对照组	无效
5	5	26	女	O型	177	80.7	对照组	无效
6	6	65	男	A型	160	70.8	对照组	无效
7	7	18	女	A型	170	60.1	对照组	无效
8	8	64	女	A型	167	51.2	对照组	无效
9	9	64	女	B型	182	75.9	用药组	无效
10	10	29	女	A型	176	80.5	用药组	有效
11	11	32	女	A型	175	74.3	用药组	无效
12	12	64	女	O型	172	75.9	用药组	无效
13	13	46	男	A型	153	58.7	用药组	显效
14	14	63	女	O型	180	80.3	用药组	无效
15	15	64	女	B型	173	64.2	用药组	无效
16								

图 2-7 例 2-2 的 SPSS 标签值与标签互换

	A	B	C	D	E	F	G	H
1	No	Age	Gender	Blood	Height	Weight	Drug	Effect
2	1	60	0	0	174	65.5	0	0
3	2	33	1	2	154	54.3	0	0
4	3	24	1	0	161	53.2	0	1
5	4	34	0	0	168	68.4	0	0
6	5	26	0	0	177	80.7	0	0
7	6	65	1	1	160	70.8	0	0
8	7	18	0	0	170	60.1	0	0
9	8	64	0	1	167	51.2	0	0
10	9	64	0	2	182	75.9	0	0
11	10	29	0	1	176	80.5	1	1
12	11	32	0	1	175	74.3	1	0
13	12	64	0	0	172	75.9	1	0
14	13	46	1	1	153	58.7	1	2
15	14	63	0	0	180	80.3	1	0
16	15	64	0	2	173	64.2	1	0

图2-8 某医院15例病人相关资料的 Excel 数据库

注意,Excel 数据库中,必要时可适当添加批注。如性别,0:女、1:男;血型,0:O、1:A、2:B、3:AB;药物,0:对照组、1:用药组;疗效,0:无效、1:有效、2:显效……

（四）Epidata 数据库

打开 Epidata,点击菜单栏中的"文件",选择"生成调查表文件（QES 文件）",新建调查表文件。QES 文件为调查表文件,用于编辑调查表,另有 REC 文件为数据文件,用于输入数据。

Epidata 允许输入中文,但识别效果并不理想。如编辑调查表需要输入中文变量名时,需在大括号"{}"内填写,并在"文件"菜单中选择"选项",打开选项窗口,如图2-9对"生成 REC 文件"选项卡进行修改。此时将自动生成字段名,如需修改字段名可在"工具"菜单中选择"字段重命名"。

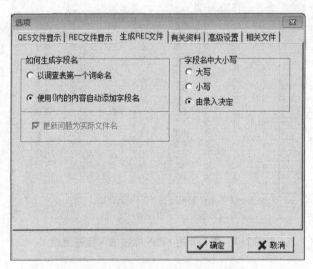

图2-9 例2-2的 Epidata 选项窗口

在编辑窗口中,按图2-10输入调查表信息。图中符号"#"表示该处要输入数据,每一个"#"代表一个数字或字母。如性别只需要输入1或2,即一个数字是编辑窗口输入一个"#"。同理,年龄一般为两位数,因此输入两个"#",以此类推。可以用"##.#"表示保留小数点后一位,如体重"###.#"。编辑完毕后,保存 QES 文件,在"REC 文件"菜单下选择"生成 REC 文件",选择储存位置并选"确定",再次打开文件即可进行数据输入,见图 2-11。

数据输入完毕后,若想查看数据,可关闭 REC 文件,在 Epidata 主窗口中选择"数据处理"下拉菜单中的"数据一览表",见图 2-12。

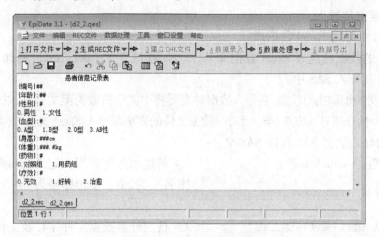

图 2-10　例 2-2 的 Epidata 输入信息

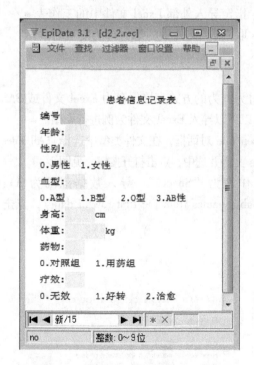

图 2-11　例 2-2 的 Epidata 输入数据

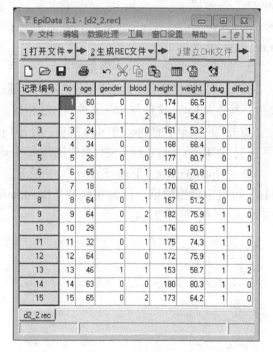

图 2-12　例 2-2 的 Epidata 数据一览表

（五）其他数据库

其他数据库管理软件还有 Lisrel、Microsoft Access、Sqlserver、Mysql、Oracle 等。由于篇幅所限,这里不一一叙述,有兴趣者可自行了解。

三、不同软件数据库文件的导入导出

不同软件的数据库文件可以相互转换,即导入或导出。本内容以 Excel 数据库为基础,简单介绍 SAS 与 SPSS 的导入导出方法。

（一）数据文件导入

1. 在 SAS 中导入 Excel 数据库

将例 2-2 的数据已建好 Excel 数据库 d2-2. xls 存放于 F：\ data \ excel 目录下,通过以下两种方法可将其导入 SAS 中。

SAS 对中文的识别能力较差,在导入数据时需要将中文字符改为英文字符,以免出错。以下以 Excel 文件为例介绍导入方法(导入 SPSS 数据文件的方法与导入 Excel 文件相似)。

例 2-2 的导入数据 SAS 程序 SASP2_4：

libname sas "F：\ data \ sas";	/＊新建永久逻辑库,定义逻辑库名（数据库库名）为 sas,指定路径为 F：\ data \ sas ＊/
proc import;	
datafile = "F：\ data \ excel \ d2-2. xls"	/＊指定外部数据文件路径及文件名 ＊/
out = sas. d2_2	/＊指定导入的数据库和数据集名 ＊/
sheet = "sheet1"	/＊指定导入外部 Excel 文件中的工作表 ＊/
getnames = yes;	/＊取 excel 文件中的第一行为变量名 ＊/
run;	

2. 在 SPSS 中导入 Excel 数据库

SPSS 可直接打开 Excel 文件与 SAS 文件,通过另存为的方式直接保存为 Excel 文件或 SAS 文件。其导入 Excel 文件与 SAS 文件的方法相似,以下以导入 Excel 文件为例进行介绍。

点击 File 菜单下的 Open 中 data 选项,打开 Open File 对话框,在文件类型中选择"All Files (＊.＊),在 F：\ data \ excel 文件夹中找到 d2-1. xls 文件并选中,点击打开按钮,见图 2-13。

在"Opening Excel Data Source"中设定工作表为"Sheet1",导入数据范围为 A1：H16,可设定数据的第一行为变量名（Read variable names from the first row of data）,点击 OK 导入数据,见图 2-14。

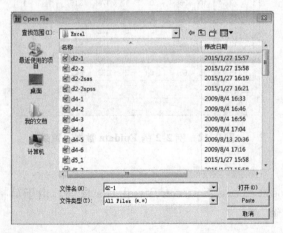

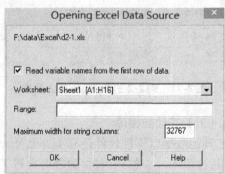

图 2-13　例 2-2 的 SPSS 的导入对话框　　　图 2-14　例 2-2 的 SPSS 导入选项设置

（二）数据文件的导出

1. 在 SAS 中导出 Excel 数据库

将例 2-2 的数据已建好 SAS 数据库 d2_2. sas7bdat 存放于 F：\ data \ sas 目录下，通过以下两种方法可将其导出为 Excel 文件。

SAS 对中文的识别能力较差，在导出数据时也应尽量使用英文字符，以免出错。导出为 SPSS 文件方法与 Excel 文件相似，以下以 Excel 文件为例介绍导出方法。

例 2-2 的导出数据 SAS 操作程序 SASP2_5：

```
libname sas "F：\ data \ sas";          /＊新建永久逻辑库，定义逻辑库名（数据库库
                                           名）为 sas，指定路径为 F：\ data \ sas ＊/

proc export
data = sas. d2_2                         /＊指定需导出数据的逻辑库及文件名 ＊/
outfile = "F：\ data \ excel \ d2-2sas. xls"   /＊指定保存的数据文件路径与文件名 ＊/
dbms = excel2003 replace;               /＊指定保存的文件类型 ＊/
run;
```

2. 在 SPSS 导出 Excel 数据库

SPSS 可直接打开需要导出的 d2-2. sav 文件，通过另存为的方式可直接保存为 Excel 文件与 SAS 文件。其导出 Excel 文件与 SAS 文件的方法相似，以下以导出 Excel 文件为例进行介绍。

点击 File 菜单下的 Save as 选项，打开：Save Data As 对话框，选择保存路径，在文件类型中选中 Excel 97 and later （＊.xls）选项，点击保存（s），见图 2-15。

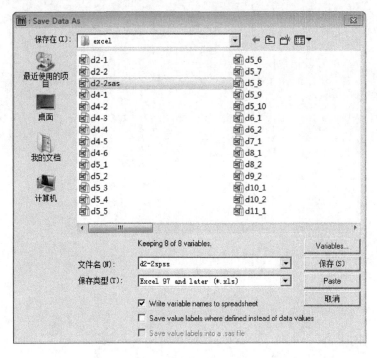

图 2-15 例 2-2 的 SPSS 的导入对话框

四、统计数据库的要求

（一）目的性

统计数据库供统计分析用，包含不同观察对象的不同观察指标和指标值，那么收集哪些观察对象？收集哪些观察指标？……全部由分析目的决定，所以统计数据库的建立要依据研究目的而定。

（二）有效性

统计数据库的数据一般要用统计软件分析，那么统计软件一定要正确识别数据库，准确无误地调用数据库的数据值，表现为统计数据库的有效性。

（三）易读性

一个完整有效的统计数据库，各个研究对象的各个观察指标及其观察值应该清晰明了、一目了然，甚至需要分析的内容也能从数据库中直接读出。

第三章
变量间关系分析的方法

<<<<<

变量间关系分析是统计分析的另一种表述方式，其基本内容包括统计描述和统计推断两大部分。在具体的分析过程中，有时根据关系变量的类型不同，将变量间关系分析分为数值变量的分析和分类变量的分析两类；有时依据关系变量个数的不同，又将变量间关系分析分为单一变量分析、两个变量间关系分析和多个变量间关系分析3种。

第一节　变量间关系分析的统计描述

统计描述是应用较为普通的运算和直观的图表方法，对某特定变量的观察值（常为样本数据）的集中趋势、离散趋势以及分布特征进行描述，不涉及假设和推断的问题。

由于变量类型的差异，分为数值变量的统计描述和分类变量的统计描述，本节只作概要介绍，具体计算操作参见以后章节。

一、数值变量的统计描述

数值变量的统计描述一般是指计算数值变量观察值的均数、标准差、例数，以及将观察值转换成分组频数表即频数分布表数据，制作直方图等。

一般地，统计描述只涉及一个变量，如：计算某人群身高变量值的均数、标准差、身高值的分布情况等，所以单一变量的统计描述较为多见。

根据分析变量的个数来划分，统计描述还有两个数值变量的统计描述、多个数值变量的统计描述。如，某地区小学生身高和体重的二维频数表，某地区不同年龄（段）成年人血压和血脂的三维交叉频数表等。

就目前应用来看，两个或多个数值变量的统计描述，特别是编制二维或多维频数表时，一般用两个或分层多水平的单一变量统计描述进行替代。

二、分类变量的统计描述

分类变量的统计描述，一般是将分类变量值的观察值转换成分类频数表（也称分类频数表数据）、制作直条图，计算对应的率、构成比、相对比等。

分类变量的统计描述包括一个分类变量、二个分类变量或多个分类变量的统计描述，涉及的分类变量有二项分类变量、多项无序分类变量和多项有序分类变量。多少变量以及什么类型变量组合进行统计描述，一般根据实际需要予以确定。如：统计某人群不同性别的人数，属于一个二项分类变量的统计描述；统计某人群不同性别不同病情的人数，属于两个分类变量的统计描述；分性别统计不同药物治疗不同患者疗效的情况，属于三个（混合）分类变量的统计描述。

类似地，多个分类变量的统计描述也可用多个单分类变量的统计描述替代。

第二节 变量间关系分析的统计推断

变量间关系分析的统计推断是应用统计学的抽样理论和假设演绎的推理方法，对总体参数进行区间估计和假设检验的过程。

区间估计是通过计算某变量的统计量（反映该变量的样本数值特征或分布特征的指标），在一定的概率下估计该样本所代表的总体参数可能存在的某个范围（区间），如某总体均数的95%可信区间、某总体率的95%可信区间。

假设检验是比较某变量的样本统计量（实际上是该样本所代表的总体的总体参数）与另一总体参数的不同，或比较两个样本统计量（实际上是该两个样本指标分别所代表的两个相应总体参数）的不同，作出差异是否具有统计学意义推断结论的检验方法，如 t 检验、方差分析等。

一、统计推断的判断准则

统计推断是在一定统计条件和准则下，对样本统计量与总体参数差异的统计学意义的判断。其遵循的基本准则是小概率事件实际不可能发生原理。

（一）小概率事件

通常习惯上把 $P \leq 0.05$ 或 $P \leq 0.01$ 的事件称为小概率事件。除特别注明以外，小概率事件一般是指 $P \leq 0.05$ 的事件。

（二）小概率事件实际不可能发生原理

由于小概率事件的概率较小，发生的可能性不是太大，甚至接近于0，所以在日常生活中普遍认为"在1次试验中小概率事件实际上是不可能发生的"，被称为小概率事件实际不可能发生原理。

严格意义上讲，它是人们在长期实践中总结出的一条统计学公理，是把 $P = 0.05$ 或 $P = 0.01$ 作为差异是否具有统计学意义的界值依据，是统计学假设检验拒绝或不拒绝无效假设 H_0 的判断准则。

二、统计推断的思维方法

统计推断的推理方法是一种反证法。确切地说，是基于小概率事件实际不可能发生原理的反证法。

（一）反证法

反证法（proofs by contradiction）又称归谬法或背理法，是一种间接的论证方法，首先作出反设：与求证命题相反的假设；然后归谬：以反设作为条件，推理导出矛盾；最后下结论：说明反设不成立，原命题成立。

（二）基于小概率事件实际不可能发生原理的反证法

推断样本统计量（如样本均数）与相应总体参数（如总体均数）之间有无统计学差异，严格地说，是指该样本所来自总体的参数与相应另一总体参数之间有无差异；推断两样本统计量（如两样本均数）之间有无统计学差异是指两样本所来自的两个总体的参数之间有无差异；同样，多样本统计量（如多样本均数）之间有无统计学差异也是指多样本所来自的多个总体的参数之间有无差异。

简单地，统计学上将差异分为抽样误差和本质差异。差异具有统计学意义是指在假设检验时拒绝了抽样误差，接受了本质差异；差异没有统计学意义是指不拒绝抽样误差，而拒绝了本质差异。所以，统计推断就是按照小概率事件实际不可能发生原理判断各比较组（总体）之间存在差异的原因——本质差异或抽样误差。

由于抽样研究中抽样误差是绝对存在的，其大小可以估算，所以统计学上首先提出无效假设 H_0，即不同样本之间存在的差异由抽样误差所致，与本质差异无关或无太大关系（与 H_0 对立的假设是备择假设 H_1，即其差异由本质差异造成），然后根据分析目的和给出的统计条件（如变量的性质、数据的类型等），选定具体的统计计算方法，计算 H_0 不被拒绝的概率 P 值。

若 $P \leq \alpha$（α 为显著性水准，是判断小概率事件的概率界值，习惯上 α 定为 0.05 或 0.01），根据小概率事件实际不可能发生原理，本次抽样中的差异不是抽样误差所致，即拒绝 H_0，而接受 H_1；若 $P > \alpha$，根据该原理，没有理由认为差异不是抽样误差引起的，故不拒绝 H_0，而拒绝 H_1。

三、统计推断中的两类错误

需要指出的是，统计推断中无论是拒绝 H_0、接受 H_1 或是不拒绝 H_0、拒绝 H_1，都会出现两类错误，即第一类错误和第二类错误，表 3-1。

（一）第一类错误

若抽样误差引起的概率 $P \leq \alpha$，拒绝 H_0 时，可能犯第一类错误，又称 α 错误或假阳性，即 H_0 实际是正确的，但被拒绝了，没有被接受，临床上称为误诊。

（二）第二类错误

若抽样误差引起的概率 $P > \alpha$，不拒绝 H_0 时，可能犯第二类错误，又称 β 错误或假阴性，即 H_0 实际是不正确的，但没有被拒绝，反而接受了，临床上称为漏诊。

表 3-1　统计推断中两类错误

推断结果	拒绝 H_0	不拒绝 H_0
H_0 正确	α（假阳性）	$1-\alpha$（可信度）
H_0 不正确	$1-\beta$（把握度）	β（假阴性）

由于两类错误的存在，所以统计分析的结论并非绝对正确。

第三节 变量间关系分析的基本内容

某种意义上，应用统计分析可以看作是变量间关系的分析。由于分析的关系变量有 1 个、2 个及多个之分，所以相对应的单一变量分析、两个变量间关系分析和多个变量间关系分析构成了应用统计分析的基本内容。

一、单一变量分析

单一变量分析，即单纯对一个变量的统计分析。由于变量有数值变量和分类变量，分析包括统计描述和统计推断，所以单一变量分析实际上有数值变量的统计描述和统计推断、分类变量的统计描述和统计推断 4 个内容，详见第四章。

二、双变量间关系的分析

双变量关系分析是指一个因变量（结果变量）与一个自变量（影响变量）之间关系的分析，是应用统计分析最为重要、基本的内容，包括二项分类变量、多项无序分类变量、多项有序分类变量、数值变量 4 种变量交叉组合形成的 16 种关系的分析，涵盖了现有统计学分析中大部分统计推断的内容。严格来讲，两变量关系分析还包括统计描述的内容，如两个变量之间交叉关系的分类频数列表，必要时单独列出，一般情况下不作要求，故未述及。

实际上，统计学的假设检验是变量与变量之间关系分析的重要内容。其选择分析方法的步骤是：第一分清楚哪是结果变量（因变量），哪是影响变量（自变量）；第二确定各自的变量类型，包括二项分类变量、多项无序分类变量、多项有序分类变量和数值变量；第三，结合研究分析的目的；最后，考虑不同统计学分析方法的应用条件。

当结果变量（因变量）和影响变量（自变量）的变量类型确定后，可按表 3-2 中两变量关系分析的 16 种组合情况，对应选择各种不同的统计分析方法。

当有多种分析方法时，表中"☆"一般表示为优先选择的分析方法，是重点介绍的内容，如，对多项有序分类变量与多项无序分类变量关系的分析时可选用 Kruskal-Wallis H 秩和检验、Ridit 分析和 $R \times C$ 卡方检验，其中 Kruskal-Wallis H 秩和检验为最佳分析方法，其他方法如 $R \times C$ 卡方检验，实际上是将多项有序分类变量降级为多项无序分类变量后而进行的分析，可参照多项无序分类变量与多项无序分类变量关系的分析，一般不作重复介绍。

三、多变量关系的分析

理论上讲，统计分析除了单一变量的统计分析、双变量的关系分析以外，其他诸如一个自变量和多个因变量、多个自变量和多个因变量之间关系的分析当属多变量关系分析的内容。由于分类变量与数值变量各不相同，不同个数不同变量的组合方式多种多样，所以相应的统计方法也有很多种，主要有：1 个数值变量与多个数值变量之间的关系，如多元相关回归分析；1 个数值变量与多个分类变量之间的关系，如多因素方差分析、重复设计方差分析；1 个数值变量与混合多个变量之间的关系，如协方差分析、COX 模型；1 个分类变量与混合多变量之间的关系，如 Logistic 回归分析；多个数值变量与多个数值变量之间的关系，如典则相关等。

限于目前的统计方法，有的内容尚无对应的统计分析，有待进一步研究；为统一起见，本书中变量与变量之间关系特指结果变量与影响变量的关系。

表 3-2　两变量关系分析的统计方法

影响变量（自变量）	结果变量（因变量）			
	二项分类变量	多项无序分类变量	多项有序分类变量	数值变量
二项分类变量	四格表卡方检验（两样本率分析）*	2 × C 卡方检验（两样本构成比分析）*	①Wilcoxon 秩和检验* ②两组比较的 Ridit 分析 ③2 × C 卡方检验	①t 检验* ② Wilcoxon 秩和检验
多项无序分类变量	R × 2 卡方检验（多样本率分析）*	R × C 卡方检验（多样本构成比分析）*	①Kruskal-Wallis H 秩和检验* ②多组比较的 Ridit 分析 ③R × C 卡方检验	①完全随机设计的方差分析* ②Kruskal-Wallis H 秩和检验
多项有序分类变量	①二分类 Logistic 回归* ②R × 2 卡方检验	①无序多分类 Logistic 回归* ②R × C 卡方检验	①Spearman 等级相关* ② 有序多分类 Logistic 回归 ③R * C 关联性分析 ④Kruskal-Wallis H 秩和检验 ⑤多组比较的 Ridit 分析	① Spearman 等级相关* ②完全随机设计的方差分析* ③Kruskal-Wallis H 秩和检验
数值变量	①二分类 Logistic 回归* ②R × 2 卡方检验	①无序多分类 Logistic 回归* ②R × C 卡方检验	①Spearman 等级相关* ② 有序多分类 Logistic 回归* ③R * C 关联性分析	①直线相关回归* ② Spearman 等级相关

第四章

单一变量的分析

<<<<<

单一变量分析，一般是指数据库数据中单一变量的统计分析。由于变量有数值变量和分类变量之分，统计分析有统计描述与统计推断之别，所以单一变量分析包括单一数值变量、单一分类变量的统计描述和统计推断。

第一节　单一变量的统计描述

单一变量的统计描述，包括单一数值变量的统计描述和单一分类变量的统计描述。

一、单一数值变量的统计描述

单一数值变量的统计描述，是用明确的计算公式和直观的图表方式等，展示某一数值变量的数值特征和分布特征。其数值特征主要是指变量值的集中趋势和离散趋势，分布特征是指变量值分布的正态性、偏态性、对称性等，通过频数表数据可作初步判断。

第一，描述单一数值变量的集中趋势和离散趋势。变量值的集中趋势是变量值集中水平或密集程度指标，有均数（$\overline{X}$）、几何均数（G）、中位数（M）等，如表4-1；离散趋势是变量值离散水平或分散程度的指标，包括标准差（S）、极差（R）、四分位数间距（Q）等，如表4-2。

表4-1　常用的集中趋势计算指标

指标	公式	适用范围	举例
算术均数	$\overline{X} = \dfrac{\sum X}{n}$ 或 $\overline{X} = \dfrac{\sum fX}{\sum f}$	呈对称分布，尤其是正态分布或近似正态分布的资料	身高、体重
几何均数	$G = \lg^{-1}\left(\dfrac{\sum \lg X}{n}\right)$ 或 $G = \lg^{-1}\left(\dfrac{\sum f \lg x}{\sum f}\right)$	呈倍数关系的等比资料或对数正态分布资料	抗体滴度
中位数	n 为奇数：$M = X_{\left(\frac{n+1}{2}\right)}$ n 为偶数：$M = \dfrac{1}{2}\left(X_{\left(\frac{n}{2}\right)} + X_{\left(\frac{n}{2}+1\right)}\right)$	①大样本偏态分布的资料；②资料有不确定数值；③资料分布不明等。	血铅含量、传染病潜伏期

表 4-2　常用的离散趋势计算指标

指标	公式	适用范围	举例
极差	$R = \left| X_{\max} - X_{\min} \right|$	除开口资料外的数值变量	身高
方差	$S^2 = \dfrac{\sum (X - \overline{X})^2}{n-1} = \dfrac{\sum X^2 - (\sum X)^2/n}{n-1}$	呈对称分布，包括正态分布或近似正态分布的资料	体重
标准差	$S = \sqrt{\dfrac{\sum (X - \overline{X})^2}{n-1}}$ 或 $S = \sqrt{\dfrac{\sum fx^2 - \dfrac{(\sum fx)^2}{\sum f}}{\sum f - 1}}$	呈对称分布，包括正态分布或近似正态分布的资料	身高、体重
百分位数	$P_X = L_X + \dfrac{i_X}{f_X}(nX\% - \sum f_L)$	①大样本偏态分布的资料；②资料有不确定数值；③资料分布不明等。	血铅含量、传染病潜伏期
四分位数间距	$Q = P_{75} - P_{25}$	偏态分布的资料	血铅含量

第二，数据库数据转换为频数表数据、绘制频数分布图，描述分布特征。数据库数据转换为频数表数据，一般是将数值变量涵盖的取值范围分为 8~12 组，再计算得到每组包含的变量值个数（也称频数）即可。根据频数表数据绘制频数分布图（如直方图等），如表 4-3。初步估计变量值分布的对称性、峰态性等，判断是否服从正态分布或偏态分布。

表 4-3　常见的几种统计图

统计图	概念	举例
直方图	用矩形面积表示连续变量的频数（频率）分布的统计图	身高、体重
箱式图	外观为矩形箱子的统计图，以 5 条水平线所代表的 5 个统计量反映原始数据的分布特征，即数据分布中心位置、分布、偏度、变异范围和离散值	尿铅、胸围
误差条图	类似条图，但直条的高度代表均数，并在顶端绘制触须以表示标准差	脂蛋白密度、年龄

（一）实例

例 4-1　某研究者测定了 100 名男性中学生身高资料如下，试对该身高值进行统计描述。

167.9	181.8	166.3	171.7	172.5	166.4	156.1	171.7	168.3	175.4
169.3	163.8	158.4	170.9	164.9	165.8	164.9	160.1	165.8	163.7
160.9	170.5	164.3	165.7	162.5	171.5	156.6	161.2	172.2	160.4
152.1	166.6	172.0	162.7	156.5	162.1	158.0	174.0	168.0	170.0
172.0	164.5	176.6	176.1	171.6	167.6	169.7	175.2	161.8	168.9
175.5	175.7	162.7	166.1	165.3	173.5	171.6	160.8	161.8	162.0

173.6	171.4	165.1	165.1	163.0	159.8	164.4	167.4	166.3	162.5
169.9	165.7	157.6	170.2	162.8	166.0	169.7	169.8	169.1	167.4
162.2	172.3	159.1	166.1	167.5	163.2	177.0	167.7	160.5	166.1
165.1	176.1	173.3	159.7	175.2	165.8	168.0	169.9	178.4	165.6

（二）实例分析

该例给出的身高数据属于单一数值变量的原始记录数据，要求建好单一数值变量的数据库，即数据库数据，如表4-4。

表 4-4　100 名男性中学生身高

编号	身高
1	167.9
2	181.8
2	166.3
4	171.7
…	…
100	165.6

然后，计算该身高数据的集中趋势、离散趋势，以及频数分布、正态性、偏态性、对称性等指标。

（三）软件计算

计算软件不同，统计描述有不同的操作方法。

1. SAS 的计算

（1）转换为频数表数据

[操作程序]　例 4-1 转频数表数据 SAS 程序 SASfreqP4_1：

libname sas "F：\ data \ sas"；	/＊新建永久逻辑库，定义逻辑库名（数据库库名）sas，指定路径为 F：\ data \ sas＊/
data a；	/＊新建临时数据集并命名为 a＊/
set sas. d4_1；	/＊导入 sas. d4_1 数据集数据＊/
low＝152；	/＊定义频数表的下限为 152＊/
dis＝3；	/＊定义组距为 3＊/
z＝height- mod（height- low，dis）；	/＊用 mod（x，y）函数新建变量 z，z 就是将原始数值转换成该数据所在组段的下限值＊/
proc freq；	/＊用 freq 过程计算下限值的频数＊/
tables z；	/＊绘制频数表＊/
run；	

[计算结果]　例 4-1 转频数表数据 SAS 程序的计算结果：

The FREQ Procedure

z	Frequency	Percent	Cumulative Frequency	Cumulative Percent
152	1	1.00	1	1.00
155	4	4.00	5	5.00
158	10	10.00	15	15.00
161	15	15.00	30	30.00
164	23	23.00	53	53.00
167	17	17.00	70	70.00
170	15	15.00	85	85.00
173	9	9.00	94	94.00
176	5	5.00	99	99.00
179	1	1.00	100	100.00

图 4-1　例 4-1 转换为频数表数据的 SAS 结果

"z、Frequency、Percent、Cumulative Frequency、Cumulative Percent" 依次为 z 变量、频数、每个频数占总例数的百分比、累计频数、累计百分比。

（2）计算统计描述的相关指标

SAS 中统计描述的计算指标主要通过 means 和 univariate 过程实现。

1）SAS 的 means 过程

SAS 的 means 过程可对数据进行简单的统计描述，包括的指标有例数（N）、均数（Mean）、标准差（Std Dev）、标准误（Std Error）、最小值（Minimum）等。

[操作程序]　例 4-1means 过程的 SAS 程序 SASmeansP4_1：

```
libname sas "F： \ data \ sas";          /＊新建永久逻辑库，定义逻辑库名（数据库库名）
                                            sas，指定路径为 F： \ data \ sas ＊/
proc means data = sas. d4_1;             /＊调用 means 过程，选择 sas. d4_1 数据集 ＊/
var height;                              /＊var 语句指定统计变量，本例为 height ＊/
run;
```

本例中 proc means 后无选择项，默认输出的例数、均数、标准差、最小值和最大值。如需计算其他统计指标，可在 proc means 后面添加选择项。

[计算结果]　例 4-1means 过程的 SAS 计算结果：

The MEANS Procedure

Analysis Variable : height

N	Mean	Std Dev	Minimum	Maximum
100	166.9840000	5.6378899	152.1000000	181.8000000

图 4-2　例 4-1 means 过程 SAS 的计算结果

2）SAS 的 univariate 过程

SAS 的 univariate 过程除了能统计 means 过程的统计量外，还可输出百分位数、极端值和 t 检验结果等。univariate 过程与上述 means 过程基本相同，只是将 means 改为 univariate 即可。

[操作程序]　例 4-1univariate 过程的 SAS 程序 SASunivariateP4_1：

```
libname sas "F： \ data \ sas";          /＊新建永久逻辑库，定义逻辑库名（数据库库名）
                                            sas，指定路径为 F： \ data \ sas ＊/
proc univariate data = sas. d4_1;        /＊调用 univariate 过程，选择 sas. d4_1 数据集 ＊/
```

```
var height;                          /＊var 语句指定统计变量，本例为 height ＊/
run;
```

[计算结果]　例 4-1 数据 univariate 过程的 SAS 计算结果：

```
                   The UNIVARIATE Procedure
                       Variable:  height

                           Moments

N                        100    Sum Weights               100
Mean                 166.984    Sum Observations      16698.4
Std Deviation     5.63788986    Variance             31.785802
Skewness          0.04383646    Kurtosis            -0.2296666
Uncorrected SS    2791512.42    Corrected SS         3146.7944
Coeff Variation   3.37630543    Std Error Mean       0.56378899


                   Basic Statistical Measures

        Location                     Variability

     Mean    166.9840     Std Deviation          5.63789
     Median  166.3000     Variance              31.78580
     Mode    165.1000     Range                 29.70000
                          Interquartile Range    8.70000

NOTE: The mode displayed is the smallest of 3 modes with a count of 3.


                 Tests for Location: Mu0=0

     Test            -Statistic-        -----p Value------

     Student's t   t   296.1817     Pr > |t|     <.0001
     Sign          M        50      Pr >= |M|    <.0001
     Signed Rank   S      2525      Pr >= |S|    <.0001


                 Quantiles (Definition 5)

          Quantile         Estimate

          100% Max          181.80
          99%               180.10
          95%               176.10
          90%               175.20
          75% Q3            171.45
          50% Median        166.30
          25% Q1            162.75
          10%               159.95
          5%                157.80
          1%                154.10
          0% Min            152.10
```

图 4-3　例 4-1 univariate 过程的 SAS 计算结果

（3）绘制直方图

[操作程序]　例 4-1 的 SAS 绘制直方图程序 SAShistogramP4_1：

```
libname sas "F：\ data \ sas"；         /＊新建永久逻辑库，定义逻辑库名（数据库库
                                          名）sas，指定路径为 F：\ data \ sas ＊/
proc capability data = sas. d4_1；       /＊调用 capability 模块和 d4_1 数据集 ＊/
histogram height/normal                  /＊用 height 变量绘制直方图 ＊/
midpoin = 150 154 158 162 166 170        /＊指定中点刻度 ＊/
174 178 182；
run；
```

［输出结果］

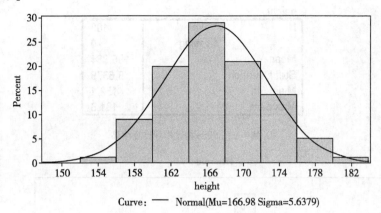

Curve： —— Normal(Mu=166.98 Sigma=5.6379)

图4-4 SAS 输出的身高直方图

点击上图▸按钮，弹出调整选项菜单，其中 Ticks 选项可对图形坐标轴刻度的最大值、最小值、刻度间隔等进行调整。

2. SPSS 的计算

［操作步骤］ 例4-1SPSS 绘制直方图操作步骤 SPSSP4-1：

打开 d4-1. sav 文件，在 SPSS 程序中按以下步骤操作：

Analyze

  Descriptive Statistics

    Frequencies

      Variable（s）：［height］

      Statistics

        Central Tendency

          ☑Mean

        Dispersion

          ☑Std. deviation

          ☑Minimum

          ☑Maximun

      Continue

    Charts

      Chart Type

        ⊙ Histograms

          ☑With normal curve

    Continue

      OK

［计算结果］ 例4-1 的 SPSS 计算结果：

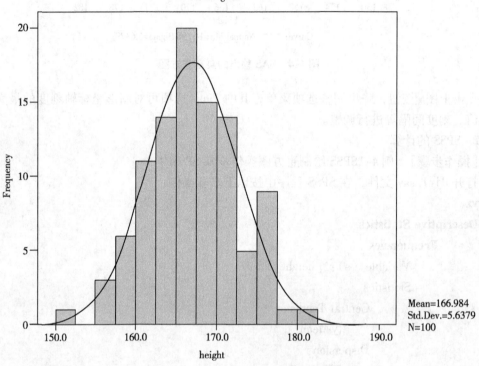

Statistics

height

N	Valid	100
	Missing	0
Mean		166.984
Std. Deviation		5.6379
Minimum		152.1
Maximum		181.8

1. 例4-1的SPSS描述指标计算结果

Histogram

Mean=166.984
Std.Dev.=5.6379
N=100

2. 例4-1的SPSS直方图

图4-5 例4-1的SPSS输出结果

二、单一分类变量的统计描述

单一分类变量的统计描述,是用明确、直观的计算和图表等方式,展示某一分类变量的分类特征,主要包括相对数,如率、构成比、相对比、动态数列等,以及编制分类频数表和频数分布图等。

首先,编制分类变量的分类频数表。分类频数表是指分类变量频数表数据,是在分类变量的数据库数据中,分类变量不同类别的变量值个数或频数。

第二,计算分类变量的常用计算指标。描述单一分类变量的数值特征,通常需要计算一些率或比等相对数指标,如疾病的患病率、病死率、构成比等,见表4-5。

表 4-5 常用相对数的计算指标

相对数	公式	例子
构成比	$构成比 = \dfrac{事物内部某一构成部分的例数}{事物内部各构成部分的总和}$	某人群 A 型血占总人群的比例
频率指标	$频率指标 = \dfrac{某种现象实际发生的例数}{该现象可能发生的例数} \times 100\%$	患病率、病死率
相对比	$相对比 = \dfrac{甲指标}{乙指标}$	比值比、相对危险度

第三,绘制有关分类变量的统计图。一般地,应用分类频数表数据绘制分类频数分布图,如直条图,直观形象地反映该变量数据的分类特征,见表 4-6。

表 4-6 常见分类变量描述的统计图

统计图	概念	使用范围	举例
直条图	用等宽直条的长短来表示各统计量的大小	单个分类变量	不同性别人数
饼图	以圆形总面积作为 100%,将其分割成若干个扇面表示事物内部各构成部分所占的比例	单个分类变量	不同血型人数
百分条图	用一个矩形直条的总面积(100%)表示事物的全部,将此矩形划分成若干个小矩形,表示各个组成部分,各个组成部分的面积之和为 1	单个或多个分类变量	不同省份死因构成情况

（一）实例

例 4-2 某社区应接种麻疹疫苗的儿童共 1024 人,接种记录如表 4-7,请对该社区的麻疹疫苗接种情况进行描述。

表 4-7 某社区麻疹疫苗接种情况

编号	疫苗接种与否
1	1
2	0
3	1
…	…
1024	0

注:接种疫苗与否中 0 为未接种,1 为已接种。

（二）实例分析

表 4-7 某社区麻疹疫苗接种情况的数据属于分类变量的数据库数据,可将其转换为分类频数表数据、计算有关相对数指标、绘制直条图(此处省略)。

（三）软件计算

1. SAS 的计算

[操作程序] 例 4-2 的 SAS 程序 SASP4_2：

```
libname sas "F：\ data \ sas";            /＊新建永久逻辑库，定义逻辑库名（数据库库
                                            名）sas，指定路径为 F：\ data \ sas ＊/
proc freq data = sas. d4_2;              /＊调用 freq 过程，选择 sas. d4_2 数据集 ＊/
table vaccine;                           /＊绘制 vaccine 变量的频数分布表 ＊/
run;
```

[计算结果] 例 4-2 的 SAS 计算结果：

The FREQ Procedure

vaccine	Frequency	Percent	Cumulative Frequency	Cumulative Percent
0	37	3.61	37	3.61
1	987	96.39	1024	100.00

图 4-6　例 4-2 的 SAS 计算结果

该社区已接种麻疹疫苗（vaccine = 1）的儿童占 96. 39%（Percent），即麻疹疫苗的接种率为 96. 39% 。

2. SPSS 的计算

[操作步骤] 例 4-2 的 SPSS 操作步骤 SPSSP4-2：

打开 d4-2. sav 文件，在 SPSS 程序中按以下步骤操作：

Analyze
　　Descriptive Statistics
　　　　Frequencies
　　　　　　Variable：[vaccine]
　　　　　　OK

[计算结果] 例 4-2 的 SPSS 计算结果：

vaccine

		Frequency	Percent	Valid Percent	Cumulative Percent
Valid	0	37	3.6	3.6	3.6
	1	987	96.4	96.4	100.0
	Total	1024	100.0	100.0	

图 4-7　例 4-2 的 SPSS 计算结果

该社区已接种麻疹疫苗的儿童占 96. 4%（Percent），即麻疹疫苗的接种率为 96. 4% 。

第二节　单一变量的统计推断

单一变量的统计推断，常常是比较某单一变量的统计量与某一相应已知总体参数的不同。确切来讲是比较该变量所来自的总体与某已知总体相应参数的不同，作出差异是否具有统计学意义推断结论的检验方法，包括假设检验和区间估计两种情况。本节以假设检验为例，介绍单一二项分类变量、单一多项无序分类变量、单一多项有序分类变量和单一数值变量的统计推断（区间估计的内容请读者参考有关教材）。

一、单一二项分类变量的分析

单一二项分类变量的分析实际上就是单样本率与总体率的比较，如国家人口老龄化问题是否加重，某市男女比例是否均衡，某病的发病率是否较以前升高或降低等。其目的是从已知的样本数据出发，来判断样本率（实际上是样本所来自的总体率）是否与已知总体率相符，其应用条件与公式如下：

（1）当 $n < 50$，np 或 $n(1-p)$ 小于 5 时，采用二项分布计算确切概率：

$$P(X = k) = \frac{n!}{X!(n-X!)}\pi^X(1-\pi)^{n-X} \qquad \text{式（4-1）}$$

$$P(X \leq k) = \sum_{X=0}^{k} P(X) = \sum_{X=0}^{k} \frac{n!}{X!(n-X!)}\pi^X(1-\pi)^{n-X} \qquad \text{式（4-2）}$$

$$P(X \geq k) = \sum_{X=k}^{n} P(X) = \sum_{X=k}^{n} \frac{n!}{X!(n-X!)}\pi^X(1-\pi)^{n-X} \qquad \text{式（4-3）}$$

$$P(K \geq X \geq k) = \sum_{X=k}^{K} P(X) = \sum_{X=k}^{K} \frac{n!}{X!(n-X!)}\pi^X(1-\pi)^{n-X} \qquad \text{式（4-4）}$$

（2）当 $n > 50$ 且 np 和 $n(1-p)$ 均大于 5 时，二项分布确切概率计算法仍然适用，但近似正态法可简化计算：

$$Z = \frac{p-\pi}{\frac{\sigma}{\sqrt{n}}} = \frac{p-\pi}{\sqrt{\frac{p(1-p)}{n}}} \qquad \text{式（4-5）}$$

式中 p 为样本频率，π 为总体率，σ 为样本频率的标准差，n 为样本含量。

（一）实例

例4-3 某乡镇 2013 年居民中男性有 5587 人，女性 5368 人，问该市 2013 年男女比例是否均衡？

表4-8 某乡镇 2013 年的居民性别情况

编号	性别
1	1
2	0
3	1
4	0
…	…
10953	0
10954	1
10955	1

注：性别中 0 为男性，1 为女性。

（二）实例分析

例 4-3 数据是数据库数据，仅有一个二项分类变量，即性别（男、女），目的是分析该乡镇 2013 年居民的男女比例是否均衡。若男女比例均衡，则男女比例应为 1:1，即男、女性各占总人口的 50%，不难得出例 4-3 中的总体率为 50%。故对该数据的分析实际上是分析样本率（男性 51%）与总体率（50%）从统计学角度上来说是否相同，是单一二项分类变量的分析。

（三）软件计算

1. SAS 的计算

[操作程序] 例 4-3 的 SAS 操作程序 SASP4_3：

libname sas "F：\ data \ sas"；	/＊新建永久逻辑库，定义逻辑库名（数据库库名）sas，指定路径为 F：\ data \ sas＊/
data sas. d4_3；	/＊在 sas 数据库建立一个名为 d4_3 的数据文件＊/
p01 = probbnml（0.5，10955，5587）；	/＊计算当总体概率为 0.5 时，10955 名中男性不大于 5587 名的概率＊/
p02 = probbnml（0.5，10955，5586）；	/＊计算当总体概率为 0.5 时，10955 名中男性不大于 5586 名的概率＊/
p0 = p01 - p02；	/＊计算当总体概率为 0.5 时，10955 名中男性为 5587 名的概率＊/
do i = 0 to 10955；	/＊建立循环，变量 i 从 0 到 10955＊/
p11 = probbnml（0.5，10955，i）；	/＊计算二项分布随机变量不大于 i 的概率＊/
p12 = probbnml（0.5，10955，i-1）；	/＊计算二项分布随机变量不大于 i-1 的概率＊/
p1 = p11 - p12；	/＊计算出现 i 的概率＊/
if i = 0 then p1 = p11；	/＊定义出现 0 的概率＊/
if p1 < = p0 then output；	/＊如果出现 i 的概率小于出现 9 的概率，则保留在数据集中＊/
end；	/＊结束循环＊/
proc means sum；	/＊调用 means 过程，要求计算合计＊/
var p1；	
run；	

[计算结果] 例 4-3 SAS 的计算结果：

```
The MEANS Procedure

Analysis Variable : p1

         Sum
    -------------
     0.0372634
    -------------
```

图 4-8 例 4-3 的 SAS 计算结果

例 4-3 中，男性占总人数的 51%，女性占总人数的 49%，使用确切概率法计算得：$P = 0.0372634 < 0.05$，差异有统计学意义，即该乡镇 2013 年男女比例不均衡。

2. SPSS 的计算

[**操作步骤**]　例 4-3 SPSS 操作步骤 SPSSP4-3：

打开 d4-3. sav 文件，在 SPSS 程序中按以下步骤操作：

Analyze

Nonparametric Tests

　　Binomial

　　　　Test Variable List：[sex]

　　　　Test Proportion：0.5

　　　　OK

[**计算结果**]　例 4-3 的 SPSS 计算结果：

Binomial Test

		Category	N	Observed Prop.	Test Prop.	Asymp. Sig. (2-tailed)
sex	Group 1	1	5587	.51	.50	.037[a]
	Group 2	0	5368	.49		
	Total		10955	1.00		

a. Based on Z Approximation.

图 4-9　例 4-3 的 SPSS 计算结果

例 4-3 中 $n = 10955 > 50$，且 $np = 10955 \times 0.51 \approx 5587$ 和 $n(1-p) = 10955 \times 0.49 \approx 5368$，应用近似正态法：男性（group1 = 1）占总人数的 51%（Observed Prop.），女性（group2 = 0）占总人数的 49%，$P = 0.037 < 0.05$ [Asymp. Sig.（2-tailed)]，差异有统计学意义，该乡镇 2013 年男女比例不均衡。

二、单一多项无序分类变量的分析

单一多项无序分类变量的分析实际上就是单一样本构成比与某总体构成比的比较，如不同药物的使用量是否均等，某医院的院感病例感染的细菌种类构成与该地区所有院感细菌种类构成是否相同……其比较的目的是从已知的样本数据出发，来判断样本构成比是否和已知总体构成比相符，常用拟合优度检验。

拟合优度检验的基本思想是通过实际频数和理论频数之差与理论频数比值之和 χ^2 是否超过临界值，判断样本和总体的差别是否由抽样误差所引起，χ^2 值的大小反映了实际频数和理论频数的吻合程度。其公式如下：

$$\chi^2 = \sum \frac{(实际频数 - 理论频数)^2}{理论频数} = \sum \frac{(A-T)^2}{T} \qquad 式（4-6）$$

$$自由度\ \nu = (行数\ R\text{-}1)(列数\ C\text{-}1) \qquad 式（4-7）$$

（一）实例

例 4-4　根据已有的研究报道，一般医院感染病例中三类病原体的分布为细菌（35%）、病毒（50%）、真菌（15%）。某研究者通过调查获得某医院感染患者三类病原体情况如表 4-9。试比较该医院感染病例三类病原体（细菌、病毒和真菌）感染比例与一般医院有无差异。

表4-9 某医院感染病例的病原体

编号	病原体
1	2
2	2
3	1
4	2
…	…
59	2
60	3
61	2

注：病原体中1为细菌，2为病毒，3为真菌。

（二）实例分析

例4-4数据是数据库数据，分析的变量只是病原体类型，分为细菌、病毒、真菌三种，属于单一多项无序分类变量，目的是分析该医院院感病例病原体的构成比与一般医院有无差异，属于单一多项无序变量的分析，实际上是检验样本构成比与总体构成比是否吻合，应用拟合优度的 χ^2 检验。

（三）软件计算

1. SAS 的计算

[操作程序] 例4-4的SAS操作程序SASP4_4：

```
libname sas" F：\ data \ sas";        / * 新建永久逻辑库，定义逻辑库名（数据库库
                                        名）sas，指定路径为 F：\ data \ sas * /
proc freq data = sas. d4_4a noprint;   / * 调用 freq 过程，选择 sas. d4_4 数据集 * /
table pathogen/out = sas. d4_4b;       / * 统计不同病原菌例数（实际频数），将频数变
                                        量导出到 d4_4b * /
run;
proc means sum noprint;                / * 调用 means 过程，计算总和 * /
var count;                             / * 定义计算变量为 count（实际频数） * /
output out = sas. d4_4c sum = sumfa;   / * 将频数变量导出到 d4_4c 定义频数综合为 sum-
                                        fa * /
run;
data sas. d4_4d;                       / * 在 sas 数据库建立名为 d4_4d 的数据文件 * /
set sas. d4_4b;                        / * 调用 d4_4b 数据 * /
input r;                               / * 定义理论构成比为 r * /
cards;                                 / * 录入数据 * /
0. 35
```

```
0. 5
0. 15
;
run;
data sas. d4_4e;                          /* 在 sas 数据库建立名为 d4_4e 的数据文件 */
set sas. d4_4c;                           /* 调用 d4_4c 数据 */
do pathogen = 1to3;                       /* 循环 pathogen 从 1 至 3 */
output;
end;
run;
data sas. d4_4f;                          /* 在 sas 数据库建立名为 d4_4f 的数据文件 */
merge sas. d4_4d sas. d4_4e;              /* 合并 d4_4d 和 d4_4e 数据 */
by pathogen;                              /* 定义合并参考变量为 pathogen */
run;
data sas. d4_4g;                          /* 在 sas 数据库建立名为 d4_4g 的数据文件 */
set sas. d4_4f;                           /* 调用 d4_4f 数据 */
t = r * sumfa;                            /* 定义理论频数 t = r（理论构成比） * sumfa
                                             （总例数） */
chisq = ((count-t) * *2) /t;              /* 计算卡方值 */
run;
proc means sum noprint;                   /* 调用 means 过程，计算总和 */
var chisq;                                /* 定义合计变量为 chisq */
output out = sas. d4_4h sum = sumchi;     /* 将频数变量导出到 d4_4h，定义合计变量 sum-
                                             chi */
run;
data sas. d4_4i;                          /* 在 sas 数据库建立名为 d4_4i 的数据文件 */
set sas. d4_4h;                           /* 调用 d4_4h 数据 */
p_chi = 1- probchi (sumchi, 2);           /* 计算卡方值所对应的 p 值 */
proc print;
var sumchi p_chi;                         /* 输出卡方值和 p 值 */
run;
```

[计算结果] 例 4-4 的 SAS 计算结果：

```
Obs      sumchi      p_chi

 1      0.90320     0.63661
```

图 4-10 例 4-4 的 SAS 计算结果

拟合优度的 χ^2 检验结果：$\chi^2 = 0.903$，$P = 0.637 > 0.05$，差异无统计学意义，说明该医院感染病例病原体的构成与一般医院相同。

2. SPSS 的计算

[操作步骤]　例 4-4 的 SPSS 操作步骤 SPSSP4-4：

打开 d4-4. sav 文件，在 SPSS 程序中按以下步骤操作：

Analyze

　　Nonparametric Tests

　　　　Chi-Square

　　　　　　Test Variable List：[pathogen]

　　　　　　Expected Values：（输入数据后点击 add 添加）

　　　　　　　　0.35

　　　　　　　　0.50

　　　　　　　　0.15

　　　　　　OK

[计算结果]　例 4-4 的 SPSS 计算结果：

pathogen

	Observed N	Expected N	Residual
1	23	21.4	1.7
2	27	30.5	-3.5
3	11	9.2	1.9
Total	61		

Test Statistics

	pathogen
Chi-Square[a]	.903
df	2
Asymp. Sig.	.637

a. 0 cells (.0%) have expected frequencies less than 5. The minimum expected cell frequency is 9.2.

图 4-11　例 4-4 的 SPSS 计算结果

拟合优度的 χ^2 检验结果：$\chi^2 = 0.903$，$P = 0.637 > 0.05$，差异无统计学意义，该医院感染病例的病原体比例与一般医院相同。

三、单一多项有序分类变量的分析

单一多项有序分类变量的分析，实际就是单一样本中位数与某总体中位数的比较，如某工业污染较严重的城市其儿童发铅含量等级是否高于全国平均水平，吸烟者碳氧血红蛋白的含量等级是否高于不喜欢吸烟者……其目的是从已知的样本数据出发，来比较判断样本中位数是否和已知总体中位数相符，常用配对的秩和检验。

配对的秩和检验的基本步骤与相关公式：

（1）计算样本数据与总体中位数的差值，并省略差值为 0 的对子；

（2）依差值的绝对值从小到大编秩，秩次的符号以差值而定；相同差值，取平均秩次；

（3）$n \leqslant 50$，查表，确定 P 值；$n > 50$，采用正态近似法计算：

$$u = \frac{\left| T - n(n+1)/4 \right| - 0.5}{\sqrt{n(n+1)(2n+1)/24}}$$ 式（4-8）

式中，T：正差值的秩和或负差值的秩和；n：差值的总个数。

（一）实例

例 4-5 某工厂随机抽取 10 名吸烟工人的碳氧血红蛋白（HbCO）含量见表 4-10，该工厂不吸烟工人的碳氧血红蛋白含量等级为较低水平。问该厂吸烟工人的碳氧血红蛋白含量等级与不吸烟工人的碳氧血红蛋白含量等级是否不同？

表 4-10　10 名吸烟工人 HbCO 含量的等级

工号	等级
1	4
2	3
3	1
…	…
10	5

注：血中碳氧血红蛋白含量等级中，1 为很低，2 为较低，3 为中等，4 为较高，5 为很高。

（二）实例分析

例 4-5 数据是数据库数据，碳氧血红蛋白含量等级是一个有序分类变量，分为 5 个不同等级。本例是分析该厂吸烟工人的碳氧血红蛋白含量等级是否与不吸烟者不同，实际上是检验该样本代表的总体中位数与所比较的总体中位数是否吻合，属于单一多项有序分类变量分析，应用软件进行配对秩和检验的计算。

（三）软件计算

1. SAS 的计算

[**操作程序**]　例 4-5 的 SAS 操作程序 SASP4_5：

```
libname sas"F：\ data \ sas";        /＊新建永久逻辑库，定义逻辑库名（数据库库
                                        名）sas，指定路径为 F：\ data \ sas ＊/
data a；                             /＊新建临时数据集并命名为 a ＊/
set sas. d4_5；                      /＊导入 sas. d4_5 数据集数据 ＊/
median = 2；                         /＊定义不吸烟工人的碳氧血红蛋白含量等级的中
                                        位 median = 2 ＊/
d = level- median；                  /＊计算样本中位数和总体中位数的差值 ＊/
proc univariate；                    /＊调用 univariate 过程 ＊/
var d；                              /＊定义分析变量为 d ＊/
run；
```

[**计算结果**]　例 4-5 的 SAS 计算结果：

```
                    The UNIVARIATE Procedure
                        Variable: d

                           Moments

N                         10    Sum Weights              10
Mean                     1.2    Sum Observations         12
Std Deviation      1.22927259   Variance          1.51111111
Skewness             -0.46656   Kurtosis          -0.5435924
Uncorrected SS            28    Corrected SS           13.6
Coeff Variation    102.439383   Std Error Mean    0.38873013


             Basic Statistical Measures

      Location                      Variability

Mean      1.200000    Std Deviation          1.22927
Median    1.500000    Variance               1.51111
Mode      2.000000    Range                  4.00000
                      Interquartile Range    2.00000


             Tests for Location: Mu0=0

Test            -Statistic-      -----p Value------

Student's t    t    3.086975    Pr > |t|      0.0130
Sign           M           3    Pr >= |M|     0.0703
Signed Rank    S          16    Pr >= |S|     0.0313
```

图 4-12　例 4-5 的 SAS 计算结果

本例中，样本和总体的差值中位数 Median = 1.5（Basic Statistical Measures）。Tests for Location 的结果是 Signed Rank 统计量 $S = 16$，$P = 0.0313$，按照 $\alpha = 0.05$ 的水准，差异有统计学意义。由于差值中位数大于 0，说明该厂吸烟工人的碳氧血红蛋白含量等级高于不吸烟工人。

2. SPSS 的计算

SPSS13.0 没有直接进行样本中位数与总体中位数比较的方法，需要将原始数据进行转换，故不再叙及。但 SPSS16.0 以后的版本增加了相关功能，读者可查阅有关教材。

注意：SAS 中所用的公式原理与 SPSS 有区别，结果统计量存在一定差异，读者可自行查阅。

四、单一数值变量的分析

单一数值变量的分析，实际上是单一样本均数与某总体均数的比较，目的是从已知的样本数据出发，判断样本均数是否和已知总体均数相符，应用单样本均数与总体均数比较的 t 检验，即单一样本均数比较的 t 检验，其应用条件及公式如下：

若样本数据服从正态分布，则：

$$t = \frac{u - u_0}{\sigma/\sqrt{n}} \qquad\qquad 式（4-9）$$

$$\nu = n - 1 \qquad\qquad 式（4-10）$$

上式中，t 为检验统计量，u 为总体均数，u_0 为样本均数，σ 为样本标准差，n 为样本含量，ν 为自由度。

（一）实例

例 4-6　某校 18 岁男生的身高情况如表 4-11，已知全国 18 岁男性身高为 172cm，问该校 18 岁男生的身高是否与全国水平相同？

表 4-11 某校 18 岁男生的身高情况

编号	身高
1	172
2	172
3	159
…	…
87	187
88	171

（二）实例分析

例 4-6 中的数据是单一数值变量的数据库数据。其中，身高是一个数值变量，分析目的是比较该校 18 岁男生身高（数值变量）与全国水平是否相同，实际上是分析该样本所来自的总体均数与所比较的总体均数是否存在差异，属于单一数值变量分析，常用的检验方法为单样本均数的 t 检验。

（三）软件计算

1. SAS 的计算

［**操作程序**］ 例 4-6 的 SAS 操作程序 SASP4_6：

```
libname sas"F：\ data \ sas"；        /*新建永久逻辑库，定义逻辑库名（数据库库
                                         名）sas，指定路径为 F：\ data \ sas*/
data a；                              /*新建临时数据集并命名为 a*/
set sas. d4_6；                       /*导入 sas. d4_6 数据集数据*/
mean = 172；                          /*定义全国 18 岁男性平均身高为 172*/
d = height- mean；                    /*计算样本均数和总体均数的差值*/
proc means mean std t prt；           /*调用 means 过程，计算均数（mean），标准差
                                         （std），检验统计量 t（t），概率（prt）*/
var d；                               /*设置分析变量为 d*/
run；
```

［**计算结果**］ 例 4-6 的 SAS 计算结果：

```
                      The MEANS Procedure

                    Analysis Variable : d

        Mean          Std Dev        t Value      Pr > |t|
    ------------------------------------------------------------
        1.3750000     8.9305269        1.44         0.1522
    ------------------------------------------------------------
```

图 4-13 例 4-6 的 SAS 计算结果

可见，本例 $t = 1.44$，$P = 0.1522 > 0.05$，差异无统计学意义，即该校 18 岁男生的身高与全国水平相同。

2. SPSS 的计算

［**操作步骤**］ 例 4-6 的 SPSS 操作步骤 SPSSP4-6：

打开 d4-6. sav 文件，在 SPSS 程序中按以下步骤操作：

Analyze

  Compare Means

    One-Sample T Test

      Test Variable（s）：[height]

      Test Value：172

      OK

［计算结果］ 例 4-6 的 SPSS 计算结果：

One-Sample Statistics

	N	Mean	Std. Deviation	Std. Error Mean
height	88	173.38	8.931	.952

One-Sample Test

	Test Value = 172					
					95% Confidence Interval of the Difference	
	t	df	Sig. (2-tailed)	Mean Difference	Lower	Upper
height	1.444	87	.152	1.375	-.52	3.27

图 4-14 例 4-6 的 SPSS 计算结果

可见，例 4-6 计算的 $t = 1.444$，$P = 0.152 > 0.05$，差异无统计学意义。即该校 18 岁男生的身高与全国水平相同。

第五章

二项分类变量与二项分类变量
关系的分析

〈〈〈〈〈

二项分类变量与二项分类变量关系的分析，是指对结果变量和影响变量同为二项分类变量时两个变量间关系的分析。根据两个二项分类变量特征性质的异同，其统计方法有两种情况：

1. 如果两变量的特征性质不同，往往比较两组率（或比）是否具有统计学差异，如两种退热药物的有效率是否存在差异？麻疹疫苗接种与否儿童麻疹发病率是否存在差异？……属于两组样本率比较的 χ^2 检验，又称普通四格表 χ^2 检验，是一种最为常见的分析方法；

2. 如果两变量的特征性质相同或类似，通常比较两个二项分类变量之间的差异程度，如同一样本的两种检测结果是否存在差异等？属于配对四格表 χ^2 检验。

由于数据类型不同，二项分类变量与二项分类变量关系的分析有数据库数据分析和频数表数据分析两种。

第一节　数据库数据的分析

数据库数据二项分类变量与二项分类变量关系的分析，是指结果变量和影响变量同为二项分类变量，用二维数据库形式呈现的两个变量间关系的数据分析。在分析之前，需要考虑两个二项分类变量的分类特征或性质是否类同以及分析的目的。

一、分类特征不同时两个二项分类变量间关系分析

分类特征不同时两个二项分类变量间关系分析——数据库数据的普通四格表 χ^2 检验。分类特征不同时两个二项分类变量间关系分析一般采用普通四格表的 χ^2 检验。普通四格表 χ^2 检验有以下三种常见的方法：直接 χ^2 检验（又称 Pearson χ^2 检验）、校正 χ^2 检验（又称 Yates χ^2 检验）、确切概率计算法（又称 Fisher 确切概率法）。选择具体的统计方法视转换后的频数表数据（即四格表资料）的总例数和理论数大小而定。

如果四格表资料的四个实际数分别为 a、b、c、d，第 R 行的合计数为 n_R，第 C 列的合计数为 n_c，总例数为 n，则相应的理论数 $T_{RC} = \dfrac{n_R n_C}{n}$（$R = 1, 2$；$C = 1, 2$），见表 5-1。

表 5-1 四格表资料

分组	疗效 A	疗效 B	合计
分组 1	a（T_{11}）	b（T_{12}）	$a+b$
分组 2	c（T_{21}）	d（T_{22}）	$c+d$
合计	$a+c$	$b+d$	n

那么，选择不同计算公式的条件如下：

当 $n \geqslant 40$ 且 $T_{RC} \geqslant 5$ 时，应用直接 χ^2 检验：

$$\chi^2 = \frac{(ad-bc)^2 n}{(a+b)(b+c)(c+d)(d+a)} \qquad 式（5-1）$$

当 $n \geqslant 40$ 且 $1 \leqslant T_{RC} < 5$ 时，应用校正公式：

$$\chi^2 = \frac{\left(|ad-bc| - \dfrac{n}{2}\right)^2 n}{(a+b)(b+c)(c+d)(d+a)} \qquad 式（5-2）$$

当 $n < 40$ 或 $T_{RC} < 1$ 时，应用确切概率计算法：

$$\sum p_i = \sum \frac{(a+b)!\ (b+c)!\ (c+d)!\ (d+a)!}{a!\ b!\ c!\ d!\ n!} \qquad 式（5-3）$$

（一）实例

例 5-1 某制药公司研发出新型退热药，为评价该退热药的效果，将 100 名发热病人随机分为两组。试验组服用新药（用 1 表示），对照组服用某传统药（用 0 表示），观察结果的数据库数据如表 5-2，问两种药物退热的有效率是否有差别？

表 5-2 两种退热药的疗效情况

编号	分组	疗效
1	0	1
2	0	1
3	0	1
⋯	⋯	⋯
100	1	1

（二）实例分析

例 5-1 数据是含有两个二项分类变量的数据库数据。其中，结果变量是疗效（effect = 1，0），有效与无效两种，为二项分类变量；影响变量是组别（group = 1，0），有新药组和对照组（传统药组），为二项分类变量。两个变量的性质明显不同，分析目的是两个不同治疗组的退热有效率是否存在差异，属于分类特征或性质不同的两个二项分类变量间的关系分析，采用普通四格表的 χ^2 检验。

（三）软件计算

1. SAS 的计算

[**操作程序**] 例 5-1 的 SAS 计算程序 SASP5_1：

libname sas "F：\ data \ sas"; 　　　　/＊新建永久逻辑库，定义逻辑库名（数据库库

　　　　　　　　　　　　　　　　　　　　名）sas，指定保存路径为 F：\ data \ sas＊/

proc freq data = sas. d5_1; 　　　　/＊调用 freq 过程，选择 sas. d5_1 数据集＊/

tables group ＊ effect 　　　　　　　/＊作 group ＊ effect 的列联表＊/

/chisq expected; 　　　　　　　　　/＊计并对列联表作卡方检验、计算理论频数＊/

run;

　　[计算结果]　例5-1 的 SAS 计算结果：

The FREQ Procedure

Table of group by effect

```
group        effect

Frequency|
Expected |
Percent  |
Row Pct  |
Col Pct  |0       |1       | Total

0        |     21 |     33 |     54
         |   16.2 |   37.8 |
         |  21.00 |  33.00 |  54.00
         |  38.89 |  61.11 |
         |  70.00 |  47.14 |

1        |      9 |     37 |     46
         |   13.8 |   32.2 |
         |   9.00 |  37.00 |  46.00
         |  19.57 |  80.43 |
         |  30.00 |  52.86 |

Total           30       70      100
             30.00    70.00   100.00
```

1. group ＊ effect 的列联表

The FREQ Procedure

Statistics for Table of group by effect

```
Statistic                      DF     Value      Prob
-----------------------------------------------------
Chi-Square                      1    4.4168    0.0356
Likelihood Ratio Chi-Square     1    4.5250    0.0334
Continuity Adj. Chi-Square      1    3.5446    0.0597
Mantel-Haenszel Chi-Square      1    4.3727    0.0365
Phi Coefficient                      0.2102
Contingency Coefficient              0.2057
Cramer's V                           0.2102
```

2. χ^2 检验结果

Fisher's Exact Test

```
-------------------------------------
Cell (1,1) Frequency (F)          21
Left-sided Pr <= F            0.9905
Right-sided Pr >= F           0.0290

Table Probability (P)         0.0195
Two-sided Pr <= P             0.0487
```

Sample Size = 100

3. Fisher 确切概率法结果

图5-1　例5-1 的 SAS 计算结果

例 5-1 的 SAS 计算结果由三部分组成：

第一部分是分组与疗效的列联表。每个单元格中从上至下的 5 个数值分别表示实际频数(Frequency)、理论频数(Expected)、每格的实际频数占总频数的百分比(Percent)、每格的实际频数占行合计频数的百分比(Row Pct)和每格的实际频数占列合计频数的百分比(Col Pct)，右侧及下方为相应合计数。由此可知，传统药(group = 0)的有效率(effect = 1 时的 Row Pct)为 61. 11%，新药(group = 1)的有效率为 80. 43%。本例总例数 $N = 100 \geq 40$ 且最小理论频数(group = 0，effect = 0 时的 Expected) $T_{RC} = 13. 8 \geq 5$，符合使用直接 χ^2 检验的条件。

第二部分是 χ^2 检验的结果。在 Statisitic = chi-square 时，表示直接 χ^2 检验；Statisitic = Likelihood Ratio chi-square 时，是似然比 χ^2 检验；Statisitic = Continuity Adj. chi-square 时，是校正 χ^2 检验；Statisitic = Mentel-Haenszel chi-square 时，是蒙特-亨氏(M-H)χ^2 检验。其他的有 Phi 系数、Contingency 系数、Cramer 系数，详见有关教材。此例读取直接 χ^2 检验的结果：$\chi^2 = 4. 4168$，$P = 0. 0356 < 0. 05$，即两组有效率差异有统计学意义，可认为新药的疗效优于传统药。

第三部分是 Fisher 确切概率法的计算结果，符合检验条件时直接读取概率 P 值，有 Left-sided Pr < = F(左侧概率)、Right-sided Pr > = F(右侧概率)和 Two-sided Pr < = P(双侧概率)之分。本例左侧概率 $P = 0. 9905$，表示在以 Cell(1,1)即四格表中第一行第一列(也就是，传统药组的无效例数为 21，或无效率为 38. 89%)为参照时，新药组无效(率)低于传统药组的概率；右侧概率 $P = 0. 0292$，表示新药组无效(率)高于传统药组的概率；双侧概率 $P = 0. 0487$，则表示新药组疗效不等同于传统药组的概率。注意，本例并不符合 Fisher 确切概率法的计算条件。

2. SPSS 的计算

[操作步骤] 例 5-1 的 SPSS 操作步骤 SPSSP5-1：

打开 d5-1. sav 文件，在 SPSS 程序中按以下步骤操作：

Analyze
Descriptive Statistics
 Crosstabs
  Rows：group
  Column：effect
  Statistics
   ☑chi-square
   Continue
  Cells
  Counts
   ☑Observed
  Percentages
   ☑Row
   Continue
  OK

[计算结果] 例5-1的SPSS计算结果：

group * effect Crosstabulation

			effect		Total
			0	1	
group	0	Count	21	33	54
		% within group	38.9%	61.1%	100.0%
	1	Count	9	37	46
		% within group	19.6%	80.4%	100.0%
Total		Count	30	70	100
		% within group	30.0%	70.0%	100.0%

1. 分组 * 疗效的列联表

Chi-Square Tests

	Value	df	Asymp. Sig. (2-sided)	Exact Sig. (2-sided)	Exact Sig. (1-sided)
Pearson Chi-Square	4.417[b]	1	.036		
Continuity Correction[a]	3.545	1	.060		
Likelihood Ratio	4.525	1	.033		
Fisher's Exact Test				.049	.029
Linear-by-Linear Association	4.373	1	.037		
N of Valid Cases	100				

a. Computed only for a 2x2 table

b. 0 cells (.0%) have expected count less than 5. The minimum expected count is 13.80.

2. χ^2检验结果

图 5-2 例 5-1 的 SPSS 计算结果

例5-1的SPSS计算结果主要由两部分组成：

第一部分是分组与疗效的列联表。每个单元格中从上至下的2个数值分别表示实际频数（Count）和每格的实际频数占行合计频数的百分比（% withingroup）。由此可知,传统药（对照组）的有效率为61.1%,新药（试验组）的有效率为80.4%。本例总例数$N=100\geqslant40$。

第二部分是χ^2检验的结果。在首列从上至下分别是Pearson Chi-Square表示直接χ^2检验;Continuity Correction表示校正χ^2检验;Likelihood Ratio表示似然比χ^2检验;Fisher's Exact Test是Fisher确切概率检验;Linear-by-Linear Association表示线性相关性检验;N of Valid Cases表示有效分析例数。左下脚注"a. Computed only for a 2×2 table"表示校正χ^2检验仅适用于二项分类变量与二项分类变量关系的分析。"b. 0 cells（.0%）have expected count less than 5. The minimum expected count is 13.80."表示本例中0个单元格的理论频数小于5,最小理论频数为13.80。结合第一部分的结果总例数$N=100\geqslant40$,因此本例直接χ^2检验的计算结果:$\chi^2=4.417,P=0.036<0.05$,即两组有效率差异有统计学意义,可认为新药的疗效优于传统药。

二、分类特征或性质相似时,两个二项分类变量间关系分析

分类特征或性质相似时,两个二项分类变量间关系分析常常采用数据库数据的配对四格表χ^2检验,包括差异性分析和相关性分析两种。如果分析两个二项分类变量的相关性,采用普通四格表的χ^2检验,不再赘述;如果比较两个二项分类变量的差异程度,一般采用配对四格表的χ^2检验,也称为McNemar检验,分析这类数据两个二项分类变量（如诊断结果）的差异性,包括配对四格表直接χ^2检验、配对四格表校正χ^2检验。选用原则视转换后的交叉

频数表数据（即四格表资料）中（$b+c$）大小而定。

如果配对四格表资料的四个实际数分别为 a、b、c、d，见表 5-3。

表 5-3　配对四格表资料

A 方法（m^1）	B 方法（m^2）		合计
	有病	无病	
有病	a	b	$a+b$
无病	c	d	$c+d$
合计	$a+c$	$b+d$	n

那么根据（$b+c$）的大小，配对四格表直接 χ^2 检验和配对四格表校正 χ^2 检验的计算条件和公式如下：

当 $b+c \geqslant 40$ 时，应用配对四格表直接 χ^2 检验：

$$\chi^2 = \frac{(b-c)^2}{(b+c)}, \ v=1$$ 式（5-4）

当 $b+c < 40$ 时，应用配对四格表校正 χ^2 检验：

$$\chi^2 = \frac{(|b-c|-1)^2}{(b+c)}, \ v=1$$ 式（5-5）

（一）实例

例 5-2　为了评价某新型诊断方法的效果，100 例患者经过新旧两种方法诊断，其结果如表 5-4：

表 5-4　100 例患者新旧两种方法的诊断结果

编号	新法诊断	旧法诊断
1	0	0
2	0	1
3	1	0
…	…	…
99	1	0
100	1	1

注：新方法诊断结果 0 为无病，1 为有病；旧方法诊断结果 0 为无病，1 为有病。

（二）实例分析

例 5-2 数据是含有两个二项分类变量的数据库数据。其中，结果变量可以认为是旧方法的诊断结果（m1 = 1，0），分有病与无病两种，为二项分类变量；影响变量是新方法的诊断结果（m2 = 1，0），也分有病与无病两种，为二项分类变量。两个变量都为诊断结果，性质相同。分析目的是比较两种诊断方法的诊断结果是否存在差异，属于分类特征或性质相同的两个二项分类变量间关系的差异性分析，应用配对四格表的检验。

（三）软件计算

1. SAS 的计算

[操作程序]　例5-2的SAS操作程序 SASP5_2：

```
libname sas" F：\ data \ sas";        /＊新建永久逻辑库，定义逻辑库名（数据库库名）
                                         sas，指定保存路径为 F：\ data \ sas＊/
proc freq data = sas. d5_2;           /＊调用 freq 过程，选择 sas. d5_2 数据集＊/
tables m1 ＊ m2                        /＊作 m1 ＊ m2 的列联表＊/
/agree;                               /＊对列联表作配对卡方检验＊/
run;
```

[计算结果]　例5-2的SAS计算结果：

```
m1                m2

Frequency|
Percent  |
Row Pct  |
Col Pct  |        0|        1|  Total
---------+--------+--------+
      0  |     21 |     26 |     47
         |  21.00 |  26.00 |  47.00
         |  44.68 |  55.32 |
         |  58.33 |  40.63 |
---------+--------+--------+
      1  |     15 |     38 |     53
         |  15.00 |  38.00 |  53.00
         |  28.30 |  71.70 |
         |  41.67 |  59.38 |
---------+--------+--------+
Total         36        64       100
            36.00     64.00    100.00
```

1. m1 × m2 的列联表

```
Statistics for Table of m1 by m2

           McNemar's Test
------------------------------
Statistic (S)       2.9512
DF                       1
Pr > S              0.0858


        Simple Kappa Coefficient
------------------------------
Kappa                  0.1660
ASE                    0.0966
95% Lower Conf Limit  -0.0233
95% Upper Conf Limit   0.3552

        Sample Size = 100
```

2. McNemar's Test 结果

图5-3　例5-2的SAS计算结果

例5-2的SAS计算结果主要由两部分组成：

第一部分是两种方法诊断结果的列联表。每个单元格中从上至下有4个数值，与例5-1结果相似，但缺少理论频数一项。

第二部分是直接配对 χ^2 检验的结果。McNemar's Test 包括 Statistic（S）（统计量），DF（自由度）和概率（Pr > S）。

本例应用配对四格表直接χ^2检验，读取 McNemar's Test 的计算结果：$\chi^2 = 2.9512$，$P = 0.0858 > 0.05$，两种方法诊断结果差异无统计学意义，即尚不能认为新旧两种方法的诊断结果不同，见图 5-3。

2. SPSS 的计算

[**操作步骤**]　例 5-2 的 SPSS 操作步骤 SPSSP5-2：

打开 d5-2. sav 文件，在 SPSS 程序中按以下步骤操作：

Analyze

　　Descriptive Statistics

　　　　Crosstabs

　　　　　　Rows：［m1］

　　　　　　Column：［m2］

　　　　　　Statistics

　　　　　　　　☑ McNemar

　　　　　　　　Continue

　　　　　　OK

[**计算结果**]　例 5-2 的 SPSS 计算结果：

m1 * m2 Crosstabulation

Count

		m2		Total
		0	1	
m1	0	21	26	47
	1	15	38	53
Total		36	64	100

1. 新诊断方法 * 旧诊断方法的列联表

Chi-Square Tests

	Value	Exact Sig. (2-sided)
McNemar Test		.117ᵃ
N of Valid Cases	100	

a. Binomial distribution used.

2. McNemar's Test 结果

图 5-4　例 5-2 的 SPSS 计算结果

例 5-2 的 SPSS 计算结果主要由两部分组成：

第一部分是两种方法诊断结果的列联表。第二部分是配对 χ^2 检验的结果。包括 McNemar's Test（McNemar 检验结果）和 N of Valid Cases（有效分析例数）。具体解读方式参阅前节。

本例直接读取配对 χ^2 检验 McNemar's Test 的计算结果：$P = 0.117 > 0.05$（Excat Sig. (2- sided)），两种方法诊断结果差异无统计学意义，即尚不能认为新旧两种方法的诊断结果不同，图 5-4。

值得注意的是，SAS、SPSS 和许多教材的计算公式及其条件各不相同，因此计算结果时有差异，读者在使用时需要加以注明。

第二节　频数表数据的分析

频数表数据二项分类变量与二项分类变量关系的分析，是指对结果变量和影响变量同为二项分类变量、直接用频数表形式呈现的两个变量间关系的数据分析。其中频数表数据可以直接获得，或由数据库数据转换而来。在分析前，需要考虑两个二项分类变量的分类特征性质是否类同以及分析目的。

一、分类特征或性质不同时，两个二项分类变量间关系分析

分类特征或性质不同时，频数表数据两个二项分类变量间关系分析与数据库数据的分析一样，采用普通四格表χ^2检验，包括直接χ^2检验、校正χ^2检验和确切概率计算法，其公式、条件类同数据库数据的普通四格表χ^2检验。

（一）实例

例5-3　比较某研究人群中不同分组是否存在色盲的差异，27人的分组结果如表5-5。问实验组和对照组中色盲的患病情况是否不同？

表5-5　不同组别色盲的患病情况

分组	正常	色盲	合计	患病率（%）
对照组	14	2	16	12. 50
实验组	8	3	11	27. 27
合计	22	5	27	18. 51

（二）实例分析

例5-3数据是含有两个二项分类变量的频数表数据。其中，结果变量是色盲情况（blind = 1，0），分色盲与正常两种，为二项分类变量；影响变量是分组（group = 1，0），有对照组与实验组两组，为二项分类变量。两个变量的性质明显不相同，分析目的是比较两组中患病人数（患病率）是否不同，属于分类特征或性质不同的两个二项分类变量间关系的分析，应用普通四格表的χ^2检验。

（三）程序操作

1. SAS 的计算

[操作程序]　例5-3的SAS操作程序SASP5_3：

```
libname sas " F：\ data \ sas";        /＊新建永久逻辑库，定义逻辑库名（数据库库名）
                                         sas，指定保存路径为 F：\ data \ sas ＊/
proc freq data = sas. d5_3;            /＊调用 freq 过程，选择 sas. d5_3 数据集 ＊/
weight f;                              /＊对 f 变量进行加权 ＊/
tables group ＊ blind                  /＊作 group ＊ blind 的列联表 ＊/
```

/chisq expected;　　　　　　　　　/* 计并对列联表作卡方检验、计算理论频数 */
run;

[计算结果] 例 5-3 的 SAS 计算结果：

The FREQ Procedure

Table of group by blind

group　　blind

Frequency Expected Percent Row Pct Col Pct	0	1	Total
0	14 13.037 51.85 87.50 63.64	2 2.963 7.41 12.50 40.00	16 59.26
1	8 8.963 29.63 72.73 36.36	3 2.037 11.11 27.27 60.00	11 40.74
Total	22 81.48	5 18.52	27 100.00

1. group * blind 的列联表

Statistics for Table of group by effect

Statistic	DF	Value	Prob
Chi-Square	1	0.9428	0.3316
Likelihood Ratio Chi-Square	1	0.9273	0.3356
Continuity Adj. Chi-Square	1	0.2179	0.6406
Mantel-Haenszel Chi-Square	1	0.9079	0.3407
Phi Coefficient		0.1869	
Contingency Coefficient		0.1837	
Cramer's V		0.1869	

WARNING: 50% of the cells have expected counts less
　　　　　than 5. Chi-Square may not be a valid test.

2. χ^2 检验结果

Fisher's Exact Test

Cell (1,1) Frequency (F)	14
Left-sided Pr <= F	0.9289
Right-sided Pr >= F	0.3164
Table Probability (P)	0.2453
Two-sided Pr <= P	0.3705

Sample Size = 27

3. Fisher 确切概率法结果

图 5-5　例 5-3 的 SAS 计算结果

例 5-3 的 SAS 计算结果由三部分组成：

第一部分是分组与疗效的列联表。由此可知，实验组（gourp = 1）的患病率（group = 1

时的 Row Pct）为 27.27%，对照组（group = 0）的患病率为 12.50%。本例总例数 $N = 27 \leqslant 40$，符合使用确切概率法的条件。第二部分、第三部分是 χ^2 检验的结果，具体解读方式参阅前节。

　　本例左侧概率 $P = 0.9289$、右侧概率 $P = 0.3164$、双侧概率 $P = 0.3705$。由于分析目的是比较两组是否相同，读取双侧概率 $P = 0.3705$，即实验组和对照组色盲的患病率差异无统计学意义，尚不能认为实验组和对照组色盲的患病率存在差异。

　　2. SPSS 的计算

　　[操作步骤]　例 5-3 的 SPSS 操作步骤 SPSSP5-3：

　　打开 d5-3. sav 文件，在 SPSS 程序中按以下步骤操作：

Data

　　Weight Cases

　　　　⊙ **Weight cases by**

　　　　　　Frequency Variable：[f]

　　　　OK

Analyze

　　Descriptive Statistics

　　　　Crosstabs

　　　　　　Rows：[group]

　　　　　　Column：[blind]

　　　　　　Statistics

　　　　　　　　☑ chi-square

　　　　　　Continue

　　　　　　Cells

　　　　　　　　Counts

　　　　　　　　　　☑ Observed

　　　　　　　　Percentages

　　　　　　　　　　☑ Row

　　　　　　Continue

　　　　　　　　OK

　　[计算结果]　例 5-3 的 SPSS 计算结果：

group * blind Crosstabulation

			blind		Total
			0	1	
group	0	Count	14	2	16
		% within group	87.5%	12.5%	100.0%
	1	Count	8	3	11
		% within group	72.7%	27.3%	100.0%
Total		Count	22	5	27
		% within group	81.5%	18.5%	100.0%

1. group * blind 的列联表

Chi-Square Tests

	Value	df	Asymp. Sig. (2-sided)	Exact Sig. (2-sided)	Exact Sig. (1-sided)
Pearson Chi-Square	.943[b]	1	.332		
Continuity Correction[a]	.218	1	.641		
Likelihood Ratio	.927	1	.336		
Fisher's Exact Test				.370	.316
Linear-by-Linear Association	.908	1	.341		
N of Valid Cases	27				

a. Computed only for a 2x2 table

b. 2 cells (50.0%) have expected count less than 5. The minimum expected count is 2.04.

2. χ^2 检验结果

图 5-6 例 5-3 的 SPSS 计算结果

例 5-3 的 SPSS 计算结果主要由两部分组成：

第一部分是分组与疗效的列联表。由此可知，病例组的患病率为 27.3%，对照组的患病率为 12.5%。本例总例数 $N = 27 \leq 40$，符合使用确切概率法的条件。第二部分是 χ^2 检验的结果，具体解读方式请参阅前一节。

本例双侧概率 $P = 0.370$，单侧概率 $P = 0.316$，此例为双侧，病例组与对照组色盲的患病率差异无统计学意义，尚不能认为病例组与对照组色盲的患病率有差异。

二、分类特征或性质相同时，两个二项 分类变量间关系分析

分类特征或性质相似时，两个二项分类变量间关系分析一般采用配对四格表的 χ^2 检验，有直接配对 χ^2 检验和校正配对 χ^2 检验两种，其计算公式及其应用条件与数据库数据的分析完全相同。

（一）实例

例 5-4 现有 65 份尿液样本，把每份标本一分为二，分别用甲、乙（t1、t2）两种检验方法检验尿样中汞含量，检验结果如表 5-6 所示，试比较两种方法的检验结果是否存在差异？

表 5-6 65 份样本甲、乙两种方法的检验结果

甲法	乙法		合计
	合格	超标	
合格	23	8	31
超标	16	18	34
合计	39	26	65

（二）实例分析

例 5-4 数据是含有两个二项分类变量的频数表数据。其中，结果变量为甲方法检验结果（如 t1 = 1, 0），有超标和合格两种，为二项分类变量；影响变量是乙方法的检验结果（t2 = 1, 0），有超标和合格两种，为二项分类变量。两个变量都为检验结果，性质相同。分析目的是比较两种诊断方法的诊断结果是否存在差异，属于分类特征或性质相同的两个

二项分类变量间关系的差异性分析，且 $b+c=16+8<40$，应用配对四格表的校正 χ^2 检验。

（三）软件计算

1. SAS 的计算

[操作程序]　例5-4的SAS操作程序SASP5_4：

```
libname sas " F： \ data \ sas";        / ＊新建永久逻辑库，定义逻辑库名（数据库库名）
                                              sas，指定保存路径为 F： \ data \ sas ＊/
proc freq data = sas. d5_4;             / ＊调用 freq 过程，选择 sas. d5_4 数据集 ＊/
weight f;                               / ＊对 f 变量进行加权 ＊/
tablest1 ＊ t2                           / ＊作 t1 ＊ t2 的列联表 ＊/
/agree;                                 / ＊对列联表作配对卡方检验 ＊/
run;
```

[计算结果]　例5-4的SAS计算结果：

```
                    The FREQ Procedure

                    Table of t1 by t2

           t1          t2

           Frequency|
           Percent  |
           Row Pct  |
           Col Pct  |       0|       1| Total
           ---------+--------+--------+
               0 |     23 |      8 |     31
                 |  35.38 |  12.31 |  47.69
                 |  74.19 |  25.81 |
                 |  58.97 |  30.77 |
           ---------+--------+--------+
               1 |     16 |     18 |     34
                 |  24.62 |  27.69 |  52.31
                 |  47.06 |  52.94 |
                 |  41.03 |  69.23 |
           ---------+--------+--------+
           Total         39       26       65
                      60.00    40.00   100.00
```

1. t1 ＊ t2 列联表

```
     Statistics for Table of t1 by t2

              McNemar's Test
         -----------------------
         Statistic (S)     2.6667
         DF                     1
         Pr > S            0.1025


           Simple Kappa Coefficient
         ------------------------------
         Kappa                   0.2683
         ASE                     0.1155
         95% Lower Conf Limit    0.0420
         95% Upper Conf Limit    0.4946

              Sample Size = 65
```

2. McNemar's Test 结果

图5-7　例5-4的SAS计算结果

例 5-4 的 SAS 计算结果主要由两部分组成：

第一部分是两种方法诊断结果的列联表。第二部分是直接配对 χ^2 检验的结果，具体解读方式请参阅前节。本例读取直接配对 χ^2 检验（McNemar's Test）的计算结果：$\chi^2 = 2.6667$，$P = 0.1025 > 0.05$，两种方法检验结果差异无统计学意义，即认为甲、乙两种方法的检验结果相同，见图 5-7。

2. SPSS 的计算

[操作步骤] 例 5-4 的 SPSS 操作步骤 SPSSP5-4：

打开 d5-4. sav 文件，在 SPSS 程序中按以下步骤操作：

Data

Weight Cases

    ⊙ **Weight cases by**

        Frequency Variable：[f]

    OK

Analyze

    Descriptive Statistics

        Crosstabs

            Rows：t1

            Column：t2

        Statistics

            ☑ McNemar

            Continue

        OK

[计算结果] 例 5-4 的 SPSS 计算结果：

t1 * t2 Crosstabulation

Count

		t2		Total
		0	1	
t1	0	23	8	31
	1	16	18	34
Total		39	26	65

1. 甲法 * 乙法的列联表

Chi-Square Tests

	Value	Exact Sig. (2-sided)
McNemar Test		.152[a]
N of Valid Cases	65	

a. Binomial distribution used.

2. McNemar's Test 结果

图 5-8 例 5-4 的 SPSS 计算结果

例 5-4 的 SPSS 计算结果主要由两部分组成：

第一部分是两种方法诊断结果的列联表。第二部分是配对 χ^2 检验的结果。包括 McNemar's Test（McNemar 检验结果）和 N of Valid Cases（有效分析例数）。具体解读方式请参阅前一节。

本例读取 McNemar's Test 的计算结果 ExcatSig (2-sided)：$P = 0.152 > 0.05$，两种方法检验结果差异无统计学意义，即认为甲乙两种方法的检验结果相同，图 5-8。

同样注意，SAS、SPSS 以及本书中介绍的计算公式和应用条件不同，计算结果存在一定的差异。

第六章

多项无序分类变量与二项分类变量关系的分析

<<<<<

多项无序分类变量与二项分类变量关系的分析是指结果变量为多项无序分类变量，影响变量为二项分类变量时两个变量间关系的分析，往往比较两组构成比是否具有统计学差异，如肥胖基因多态性与性别的关系、糖尿病肾病的类型与糖尿病类型（1 型或 2 型）的关系……属于两组构成比比较的 χ^2 检验，也称 $2 \times C$ 表资料的 χ^2 检验，有数据库数据分析和频数表数据分析两种。按一般分析步骤，往往先将这两个分类变量的数据库数据转换为相应的频数表数据，然后按频数表数据两组构成比比较的 χ^2 检验进行分析，在应用 SAS/SPSS 软件计算时，相关转换结果和计算结果直接给出。

多项无序分类变量与二项分类变量关系分析的 χ^2 检验有不同的计算公式，常常依据频数表数据中理论频数的大小予以选择。如果 $2 \times C$ 表中的实际频数记为 A，n_R 为第 R 行的合计数，n_C 为第 C 列的合计数，n 是总例数，那么相应的理论频数 $T_{RC} = \dfrac{n_R n_R}{n}$。

当各格子的理论频数（T）$\geqslant 1$，且 $1 \leqslant T \leqslant 5$ 的格子数不超过格子总数的 1/5 时，应用直接 χ^2 检验，也称 Pearson χ^2 检验：

$$\chi^2 = n \left(\sum \frac{A^2}{n_R n_C} - 1 \right) \qquad \text{式 (6-1)}$$

当有某个或某些格子的理论频数（T）小于 1 或 $1 \leqslant T \leqslant 5$ 的格子数超过格子总数的 1/5 时，改用确切概率计算法（又称 Fisher 确切概率法）。因篇幅限制，确切概率计算法的计算公式略去，需要者可参考其他有关书籍。

另外，根据专业知识，可以考虑删除理论频数太小的行或列，或者考虑将理论频数太小的行或列与分类特征、性质相同或类似的相邻行或相邻列合并，然后再作相应分析。

第一节　数据库数据的分析

数据库数据的多项无序分类变量与二项分类变量间关系分析，是指结果变量和影响变量用数据库形式给出的多项无序分类变量与二项分类变量间关系的分析，比较两组构成比的差异，应用两组构成比比较的 χ^2 检验。

（一）实例

例 6-1　为了解某地城乡 40 岁以上中老年人高血压、糖尿病、慢性呼吸道疾病的构成是否存在差异，从农村随机抽取 110 例，城市随机抽取 90 例，调查其慢性病的不同类型，如表 6-1，问城乡两地人群的疾病分布是否存在差别？

表 6-1　城乡两地不同疾病的分布情况

编号	地区	疾病类型
1	1	1
2	1	1
3	1	1
…	…	…
200	2	3

注：地区中 1 为城市组，2 为农村组；疾病类型中 1 为慢性呼吸道疾病，2 为糖尿病，3 为高血压。

（二）实例分析

例 6-1 数据是一个多项无序分类变量与一个二项分类变量关系分析的数据库数据。其中，影响变量是地区（region = 1，2），分为城市和农村两种，为二项分类变量；结果变量是疾病类型（type = 1、2、3），分为慢性呼吸道疾病、糖尿病、高血压 3 类，是多项无序分类变量。分析目的是比较城乡两个地区人群疾病类型构成比有无差异，属于数据库数据一个多项无序分类变量与一个二项分类变量的关系分析，在软件中应用 $2 \times C$ 表资料的 χ^2 检验。

（三）软件计算

1. SAS 的计算

[操作程序]　例 6-1 的 SAS 操作程序 SASP6_1：

```
libname sas " F：\ data \ sas"；          /＊新建永久逻辑库，定义逻辑库（数据库库名）
                                           sas，指定路径为 F：\ data \ sas ＊/
proc freq data = sas. d6_1；              /＊调用 freq 过程，选择 sas. d6_1 数据集 ＊/
tables region * type                      /＊作 region * type 的列联表 ＊/
/chisq exact expected；                   /＊对列联表作卡方检验，并计算理论频数 ＊/
run；
```

[计算结果]　例 6-1 的 SAS 计算结果：

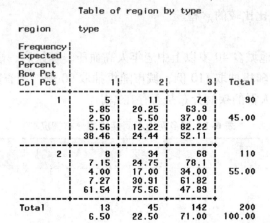

```
                    Table of region by type

  region          type

  Frequency|
  Expected |
  Percent  |
  Row Pct  |
  Col Pct  |       1 |       2 |       3 | Total
  ---------+--------+--------+--------+
         1 |      5 |     11 |     74 |    90
           |   5.85 |  20.25 |   63.9 |
           |   2.50 |   5.50 |  37.00 | 45.00
           |   5.56 |  12.22 |  82.22 |
           |  38.46 |  24.44 |  52.11 |
  ---------+--------+--------+--------+
         2 |      8 |     34 |     68 |   110
           |   7.15 |  24.75 |   78.1 |
           |   4.00 |  17.00 |  34.00 | 55.00
           |   7.27 |  30.91 |  61.82 |
           |  61.54 |  75.56 |  47.89 |
  ---------+--------+--------+--------+
  Total           13       45      142      200
                6.50    22.50    71.00   100.00
```

1. 地区与疾病类型的频数表

```
        Statistics for Table of region by type

  Statistic                        DF      Value      Prob
  ----------------------------------------------------------
  Chi-Square                        2    10.8095    0.0045
  Likelihood Ratio Chi-Square       2    11.2787    0.0036
  Mantel-Haenszel Chi-Square        1     6.7140    0.0096
  Phi Coefficient                          0.2325
  Contingency Coefficient                  0.2264
  Cramer's V                               0.2325
```

2. χ^2 检验结果

```
              Fisher's Exact Test
  -------------------------------------------
  Table Probability (P)       1.284E-04
  Pr <= P                         0.0034

            Sample Size = 200
```

3. Fisher 确切概率法结果

图 6-1 例 6-1 的 SAS 计算结果

例 6-1 的 SAS 计算结果由三部分组成：

第一部分是分组与疗效的列联表，每个单元格中从上至下的 5 个数值分别表示实际频数（Frequency）、理论频数（Expected）、每格的实际频数占总频数的百分比（Percent）、每格的实际频数占行合计频数的百分比（Row Pct）和每格的实际频数占列合计频数的百分比（Col Pct），右侧及下方为相应合计数。可知，城市组（region = 1）慢性呼吸道疾病所占比例（type = 1 时的 Row Pct）为 5.56%，农村组（region = 2）慢性呼吸道疾病所占比例（type = 1 时的 Row Pct）为 7.27%；城市组（region = 1）糖尿病所占比例（type = 2 时的 Row Pct）为 12.22%，农村组（region = 2）糖尿病所占比例（type = 2 时的 Row Pct）为 30.91%；城市组（region = 1）高血压所占比例（type = 3 时的 Row Pct）为 82.22%，农村组（region = 2）高血压所占比例（type = 3 时的 Row Pct）为 61.82%。本例总例数 $N = 200 \geqslant 20$，且最小理论频数（region = 1，type = 1 时的 Expected）$T_{RC} = 5.85 \geqslant 5$，符合直接 χ^2 检验的条件。

第二部分是 χ^2 检验的结果。在 Statisitic = chi-square 时，表示直接 χ^2 检验；Statisitic = Likelihood Ratio chi-square 时，是似然比 χ^2 检验；Statisitic = Mentel-Haenszelchi-square 时，是蒙特-亨氏（M-H）χ^2 检验。其他的有 Phi 系数、Contingency 系数、Cramer 系数。此例

$\chi^2 = 10.8095$，$P = 0.0045 < 0.05$，两组构成比差异有统计学意义，城市与农村人群的疾病构成不同。

第三部分是 Fisher 确切概率法的计算结果，本例双侧概率 $P = 0.0034$，表示城市与农村疾病的构成有所不同。注意，本例不符合 Fisher 确切概率法的计算条件。

2. SPSS 的计算

[操作步骤]　例 6-1 的 SPSS 操作步骤 SPSSP6-1：

打开 d6-1. sav 文件，在 SPSS 程序中按以下步骤操作：

Analyze

Descriptive Statistics

 Crosstabs

  Row（s）：［region］

  Column（s）：［type］

  Exact

   ⊙ Exact

  Continue

  Statistics

   ☑ chi- square

  Continue

  Cells

   Counts

    ☑ Observed

    ☑ Expe cted

   Percentages

    ☑ Row

  Continue

  OK

[计算结果]　例 6-1 的 SPSS 计算结果：

region * type Crosstabulation

			type			Total
			1	2	3	
region	1	Count	5	11	74	90
		Expected Count	5.9	20.3	63.9	90.0
		% within region	5.6%	12.2%	82.2%	100.0%
	2	Count	8	34	68	110
		Expected Count	7.2	24.8	78.1	110.0
		% within region	7.3%	30.9%	61.8%	100.0%
Total		Count	13	45	142	200
		Expected Count	13.0	45.0	142.0	200.0
		% within region	6.5%	22.5%	71.0%	100.0%

1. 分组与疾病类型的频数表

Chi-Square Tests

	Value	df	Asymp. Sig. (2-sided)	Exact Sig. (2-sided)	Exact Sig. (1-sided)	Point Probability
Pearson Chi-Square	10.809[a]	2	.004	.004		
Likelihood Ratio	11.279	2	.004	.004		
Fisher's Exact Test	11.008			.003		
Linear-by-Linear Association	6.714[b]	1	.010	.012	.006	.003
N of Valid Cases	200					

a. 0 cells (.0%) have expected count less than 5. The minimum expected count is 5.85.

b. The standardized statistic is -2.591.

2. χ^2 检验结果

图6-2　例6-1的 SPSS 计算结果

例6-1的 SPSS 计算结果由两部分组成：

第一部分是分组与疗效的列联表。每个单元格中从上至下的3个数值分别表示实际频数（Count）、理论频数（Expected Count）和每格的实际频数占行合计频数的百分比（% within-region）。可知，城市组（region = 1）慢性呼吸道疾病所占比例（type = 1 时的 % within）为 5.6%，农村组（region = 2）慢性呼吸道疾病所占比例（type = 1 时的 % within）为7.3%；城市组（region = 1）糖尿病所占比例（type = 2 时的 % within）为12.2%，农村组（region = 2）糖尿病所占比例（type = 2 时的 % within）为30.9%；城市组（region = 1）高血压所占比例（type = 3 时的 % within）为82.2%，农村组（region = 2）高血压所占比例（type = 3 时的 % within）为61.8%。本例总例数 $N = 200 \geqslant 20$ 且最小理论频数（region = 1，type = 1 时的 ExpectedCount）$T_{RC} = 5.9 \geqslant 5$，符合直接 χ^2 检验的条件。

第二部分是 χ^2 检验的结果。在首列从上至下分别是 Person Chi-Square 表示直接 χ^2 检验；Likelihood Ratio 表示似然比 χ^2 检验；Fisher's Exact Test 是 Fisher 确切概率检验；Linear-by-Linear Association 表示线性相关性检验；N of Valid Cases 表示有效分析例数。左下脚注 "a. 0 cells（.0%）have expected count less than 5. The minimum expected count is 5.85." 表示本例中0个单元格的理论频数小于5，最小理论频数为5.85。"b. The standardized statistic is −2.591" 表示线性相关性检验结果6.714进行标准化转换后的结果为 −2.591。

结合第一部分的结果总例数 $N = 200 \geqslant 40$，因此本例应用直接 χ^2 检验（Pearson Chi-Square）的计算结果：$\chi^2 = 10.809$，$P = 0.004 < 0.05$，两地疾病类型构成比有统计学差异，即可认为城乡两组人群疾病类型分布不同。

第二节　频数表数据的分析

频数表数据的多项无序分类变量与二项分类变量间关系分析，是指结果变量为多项无序分类变量、影响变量为二项分类变量，应用交叉频数表形式给出的数据分析，比较两组构成比的差异，应用 $2 \times C$ 表资料的 χ^2 检验。其中，频数表数据可以直接获得，或由数据库数据转换而得。

（一）实例

例6-2　某学校夏、秋两个季节三种不同类型腹泻的人数见表6-2。问两个季节腹泻类型的构成是否不同？

表 6-2　不同季节不同腹泻类型的病人数

季节	腹泻类型			合计
	细菌型	病毒型	食物中毒型	
夏季	2	4	29	35
秋季	1	15	24	40

（二）实例分析

例 6-2 数据是一个多项无序分类变量与一个二项分类变量关系分析的频数表数据。其中，结果变量是腹泻类型（type＝1，2，3），有细菌型、病毒型、食物中毒 3 型，为多项无序分类变量；影响变量是季节（season＝0，1），有秋、夏两季，为二项分类变量。分析目的是比较夏秋不同季节腹泻类型构成比的差异，属于频数表数据多项无序分类变量与二项分类变量的关系分析，选用 $2 \times C$ 表资料的 χ^2 检验。

（三）软件计算

1. SAS 的计算

[**操作程序**]　例 6-2 的 SAS 操作程序 SASP6_2：

libname sas " F：\ data \ sas"；　　　／＊新建永久逻辑库，定义逻辑库名为（数据库库名）
　　　　　　　　　　　　　　　　　　　sas，指定保存路径为 F：\ sas \ data ＊／

proc freq data＝sas. d6_2；　　　　／＊调用 freq 过程，选择 sas. d6_2 据集 ＊／

weight f；　　　　　　　　　　　　／＊对 f 变量进行加权 ＊／

tables season＊type　　　　　　　／＊作 season＊type 的列联表 ＊／

/chisq exact expected；　　　　　　／＊对列联表作确切概率计算法 ＊／

run；

[**计算结果**]　例 6-2 的 SAS 计算结果：

```
                    The FREQ Procedure

                 Table of season by type

         season      type

         Frequency|
         Expected |
         Percent  |
         Row Pct  |
         Col Pct  |        1|        2|        3|  Total
         ---------+--------+--------+--------+
               0  |      2 |      4 |     29 |     35
                  |    1.4 | 8.8667 | 24.733 |
                  |   2.67 |   5.33 |  38.67 |  46.67
                  |   5.71 |  11.43 |  82.86 |
                  |  66.67 |  21.05 |  54.72 |
         ---------+--------+--------+--------+
               1  |      1 |     15 |     24 |     40
                  |    1.6 | 10.133 | 28.267 |
                  |   1.33 |  20.00 |  32.00 |  53.33
                  |   2.50 |  37.50 |  60.00 |
                  |  33.33 |  78.95 |  45.28 |
         ---------+--------+--------+--------+
         Total            3       19       53        75
                       4.00    25.33    70.67   100.00
```

1. 不同季节不同腹泻类型的频数表

```
        Statistics for Table of season by type

Statistic                        DF       Value       Prob
---------------------------------------------------------------
Chi-Square                        2       6.8707      0.0322
Likelihood Ratio Chi-Square       2       7.2614      0.0265
Mantel-Haenszel Chi-Square        1       2.3514      0.1252
Phi Coefficient                           0.3027
Contingency Coefficient                   0.2897
Cramer's V                                0.3027

WARNING: 33% of the cells have expected counts less
         than 5. Chi-Square may not be a valid test.
```

2. χ^2 检验结果

```
              Fisher's Exact Test
-----------------------------------------------------
Table Probability (P)              0.0031
Pr <= P                            0.0190

           Sample Size = 75
```

3. Fisher's 确切概率计算法结果

图 6-3　例 6-2 的 SAS 计算结果

例 6-2 的 SAS 计算结果由三部分组成：

第一部分是季节与腹泻类型的列联表，其各计算结果解释见前述内容。表中 6 个格子的理论频数（Expected）均大于 1，有 2 个格子的理论频数（$T_{1,1}=1.33$、$T_{2,1}=2.67$）小于 5。

第二部分卡方检验结果下方 "WARMING：33.3% of the cells have the expected counts less than 5, Chisq-Square may not be a valid test" 提示有 33.3%（> 1/5）的单元格理论频数小于 5，不符合直接 χ^2 检验条件，故应用确切概率计算法。

第三部分是 Fisher's 确切概率计算法结果，双侧概率 $P=0.0190<0.05$，两组构成比差异有统计学意义，可认为不同季节的腹泻类型构成不同。

2. SPSS 的计算：

[操作步骤]　例 6-2 的 SPSS 操作步骤 SPSSP6-2：

打开 d6-2. sav 文件，在 SPSS 程序中按以下步骤操作：

Data
Weight Cases
　⊙ **Weight cases by**
　　　Frequency Variable：[f]
　OK
Analyze
Descriptive Statistics
　Crosstabs
　　　Row（s）：[season]
　　　Column（s）：[type]
　　　Exact
　　　　⊙ Exact
　　　　Continue

Statistics

　　☑ chi- square

　　Continue

Cells

　　Counts

　　　☑ Observed

　　　☑ Expe cted

　　Percentages

　　　☑ Row

　　Continue

OK

［计算结果］　例 6-2 的 SPSS 计算结果：

season * type Crosstabulation

			type			Total
			1	2	3	
season	0	Count	2	4	29	35
		Expected Count	1.4	8.9	24.7	35.0
		% within season	5.7%	11.4%	82.9%	100.0%
	1	Count	1	15	24	40
		Expected Count	1.6	10.1	28.3	40.0
		% within season	2.5%	37.5%	60.0%	100.0%
Total		Count	3	19	53	75
		Expected Count	3.0	19.0	53.0	75.0
		% within season	4.0%	25.3%	70.7%	100.0%

1. 季节与腹泻型的频数表

Chi-Square Tests

	Value	df	Asymp. Sig. (2-sided)	Exact Sig. (2-sided)	Exact Sig. (1-sided)	Point Probability
Pearson Chi-Square	6.871[a]	2	.032	.026		
Likelihood Ratio	7.261	2	.026	.031		
Fisher's Exact Test	6.976			.019		
Linear-by-Linear Association	2.351[b]	1	.125	.146	.092	.053
N of Valid Cases	75					

a. 2 cells (33.3%) have expected count less than 5. The minimum expected count is 1.40.

b. The standardized statistic is -1.533.

2. χ^2 检验结果

图 6-4　例 6-2 的 SPSS 计算结果

例 6-2 的 SPSS 计算结果由两部分组成：

第一部分是分组与腹泻类型的列联表，表中结果的意义见前述内容。本例总例数 $N = 75 \geqslant 40$，所有格子的理论频数（Expected）大于 1，有 2 个格子的理论频数小于 5，符合使用确切概率法的条件。

第二部分是 χ^2 检验的结果，Fisher's 确切概率计算法的结果：$P = 0.019 < 0.05$，两组构成比差异有统计学意义，可认为不同季节腹泻类型构成不同。

第七章

多项有序分类变量与二项分类变量关系的分析

`<<<<<`

多项有序分类变量与二项分类变量关系的分析是指结果变量为多项有序分类变量、影响变量为二项分类变量的分析，即二项分类变量类别间多项有序分类变量等级程度的差异分析，如服药与不服药对某病病情（轻、中、重）的影响、吸烟与不吸烟人群血中碳氧血红蛋白（高、中、低）程度的差异……，有数据库数据分析和频数表数据分析两种，常采用两个独立样本 Wilcoxon 秩和检验。

两个独立样本 Wilcoxon 秩和检验一般先将有序分类变量按照大小依次排序编秩，再计算二项分类变量各类别的秩次之和，并选择例数较少类别的秩次和为统计量 T，然后推断各样本所来自的总体分布差异是否有统计学意义，一般过程如下：

1. 假设：H_0：两个不同类别的总体分布相同；

H_1：两个不同类别的总体分布不同。

$\alpha = 0.05$

2. 编秩：将多项有序分类变量的变量值由小到大排列，统一编秩。编秩时，遇到同一类别相同数据时顺次编秩，遇到不同类别相同数据时取其平均秩次。

3. 求秩和并确定检验统计量：当两个分类类别的例数不等时，以样本例数小者为 n_1，其秩和为 T。相等时，可任取一类别的秩和为 T。

4. 确定 P 值并作出推断结论：

（1）查表法

若 $n_1 \leqslant 10$ 或 $(n_1 - n_2) \leqslant 10$ 时，查 T 界值表，得出 P 值。若检验统计量 T 值在上、下界值范围内，其 P 值大于表上方相应概率水平；若 T 值在界值范围外，其 P 值小于相应概率水平。

（2）正态近似法

若 $n_1 > 10$ 或 $(n_1 - n_2) > 10$ 时，超出查表范围，可用正态近似法作 u 检验，按如下公式计算 u 值：

$$u = \frac{|T - n_1 (N+1) / 2| - 0.5}{\sqrt{n_1 n_2 (N+1) / 12}} \qquad \text{式 (7-1)}$$

当相同秩次数较多时，应改用校正公式：

$$u_c = \frac{u}{\sqrt{C}} \qquad\qquad 式（7-2）$$

其中：

$$C = 1 - \sum\ (t_j^3 - t_j) / (N^3 - N) \qquad\qquad 式（7-3）$$

t_j 为第 j 个相同秩次的个数。

注意：SAS、SPSS 的计算方法与上述不尽相同。SAS 中，总例数 <50 时，读取 Wilcoxon 秩和检验结果"Statistic（S）"及"Exact Test"值；总例数 $50 \leqslant N < 100$ 时，读取近似 t 检验结果"t Approximation"；总例数 ≥100 时，读取正态性检验结果"Normal Approximation Z"；如果相同秩次较多，则读取相应的校正结果。SPSS 中，当总例数 <40 时，直接读取 Wilcoxon W 检验结果"Wilcoxon W"及"Exact. Sig."；当总例数 ≥40 或相同秩次较多时，读取正态性检验结果的"Z"和"Asymp. Sig."。

第一节　数据库数据的分析

数据库数据的一个多项有序分类变量与一个二项分类变量关系分析，是指结果变量为多项有序分类变量，影响变量为二项分类变量，用二维数据库形式给出的两个变量间关系的数据分析，应采用 Wilcoxon 秩和检验，包括两独立样本的 Wilcoxon 秩和检验和配对样本的 Wilcoxon 秩和检验两种。由于配对样本的 Wilcoxon 秩和检验主要是对配对组差值进行分析，通过对差值中位数与 0 的比较，推断两个总体中位数的差别，可应用单一多项有序分类变量的分析方法，见第三章。此处介绍两独立样本 Wilcoxon 秩和检验，比较两组有序变量的程度差异。

（一）实例

例 7-1　为了评价某药治疗膀胱过度活动症（OAB）的效果，将一段时间内住院的病人随机分为实验组（使用药物治疗）和对照组（未采用药物治疗），连续服药达到正常血药浓度后，观察两组患者治疗效果，如表 7-1。比较两组人群疗效有无差别？

表 7-1　是否用药两组治疗膀胱过度活动症（OAB）的效果

编号	分组	疗效
1	0	1
2	0	2
3	0	1
…	…	…
685	1	3
686	1	2

注：分组：1 为实验组，0 为对照组；疗效：1 为无效，2 为有效，3 为显效。

（二）实例分析

例 7-1 数据是含一个多项有序分类变量与一个二项分类变量的数据库数据。其中，结果变量是疗效（effect = 1，2，3），分为无效、有效、显效 3 个水平，为多项有序分类变量；影响变量是分组（group = 1, 2），有实验组、对照组两组，为二项分类变量。分析目的是比较两组治疗效果有无差别，采用两独立样本比较的 Wilcoxon 秩和检验。

（三）软件计算

1. SAS 的计算

[**操作程序**] 例 7-1 的 SAS 操作程序 SASP7_1：

```
libname sas " F: \ data \ sas";        /* 新建永久逻辑库，定义逻辑库名为（数据库库
                                           名）sas，指定保存路径为 F: \ data \ sas */
proc npar1way wilcoxon data = sas. d7_1;/* 调用 npar1way 过程，选择 wilcoxon */
var effect;                             /* 定义分析变量为 effect */
class group;                            /* 定义分组变量为 group */
exact;
run;
```

[**计算结果**] 例 7-1 的 SAS 计算结果：

The NPAR1WAY Procedure

Wilcoxon Scores (Rank Sums) for Variable effect
Classified by Variable group

group	N	Sum of Scores	Expected Under H0	Std Dev Under H0	Mean Score
0	337	118742.50	115759.50	2020.02716	352.351632
1	349	116898.50	119881.50	2020.02716	334.952722

Average scores were used for ties.

1. 各组秩和

Wilcoxon Two-Sample Test

Statistic (S)   118742.5000

Normal Approximation
Z   1.4765
One-Sided Pr > Z   0.0699
Two-Sided Pr > |Z| 0.1398

t Approximation
One-Sided Pr > Z   0.0701
Two-Sided Pr > |Z| 0.1403

Exact Test
One-Sided Pr >= S   0.0718
Two-Sided Pr >= |S - Mean| 0.1416

Z includes a continuity correction of 0.5.

2. 两独立样本秩和检验结果

图 7-1 例 7-1 的 SAS 计算结果

例 7-1 的 SAS 计算结果主要由两部分组成：

第一部分是得到的各组秩和，其中对照组（group = 0）的秩和为 $T1 = 118742.50$，实验组（group = 1）的秩和为 $T2 = 116898.50$，因此 $T = 118742.50$。

第二部分为两独立样本秩和检验结果，由上至下，"Statistic = 118742.50" 表示 Wilcoxon 检验统计量 $W = 118742.50$；"Normal Approximation" 表示正态近似检验结果：$Z = 1.4765$，单侧 P 值（one-sided Pr > Z）= 0.0699，双侧 P 值（two-sided Pr > $|Z|$）= 0.1398；"t Approximation" 表示 t 近似检验结果：单侧 P 值（one-sided Pr > Z）= 0.0701，双侧 P 值（two-sided Pr > $|Z|$）= 0.1403；"Exact Test" 表示确切概率法检验结果：单侧 P

值（one-sided Pr > Z）= 0.0718，双侧 P 值（two-sided Pr > |Z|）= 0.1416；"Z includes a continuity correction of 0.5"表示 Z 包含一个 0.5 的连续性校正。

本例样本含量 $N > 50$，采用正态近似法，读取结果：$Z = 1.4765$，双侧 $P = 0.1398 > 0.05$，尚不能认为两组人群疗效差异有统计学意义，即不能认为该药治疗 OAB 有效。

2. SPSS 的计算

[操作步骤] 例 7-1 的 SPSS 操作步骤 SPSSP7-1：

打开 d7-1. sav 文件，在 SPSS 程序中按以下步骤操作：

Analyze

  Nonparametric Tests

    2 Independent Samples

      Test Variable List：[effect]

      Grouping Variable：[group]

        Define Groups

        Group1：0

        Group2：1

        Continue

      Test type

        ☑ Mann-Whitney U

    OK

[计算结果] 例 7-1 的 SPSS 计算结果：

Ranks

	group	N	Mean Rank	Sum of Ranks
effect	0	337	352.35	118742.50
	1	349	334.95	116898.50
	Total	686		

1. 各组秩和

Test Statistics^a

	effect
Mann-Whitney U	55823.500
Wilcoxon W	116898.5
Z	-1.477
Asymp. Sig. (2-tailed)	.140

a. Grouping Variable: group

2. 两独立样本秩和检验结果

图 7-2　例 7-1 SPSS 的计算结果

例 7-1 的 SPSS 计算结果主要由两部分组成：

第一部分是得到的各组秩和，其中对照组（group = 0）的秩和为 $T1 = 118742.50$，实验组（group = 1）的秩和为 $T2 = 116898.50$，因此 $T = 118742.50$。

第二部分为两独立样本秩和检验结果，由上至下，"Mann-Whitney U = 55823.500"表示 Mann-Whitney U 检验结果：$U = 55823.500$；"Wilcoxon$W$" 表示 Wilcoxon W 检验结果：$W = 116898.5$；"Z" 表示正态近似检验结果：$Z = -1.477$；"Asymp. Sig.（2-tailed）" 表示双侧 P 值：$P = 0.140$。"a. Grouping Variable：group" 表示分组变量为 "group"。

本例样本含量 $N > 40$，采用正态近似法，读取结果：$Z = 1.492$，双侧 $P = 0.136 > 0.05$，尚不能认为两组人群疗效的差异有统计学意义，即不能认为该药物治疗 OAB 有效。

第二节　频数表数据的分析

频数表数据多项有序分类变量与二项分类变量关系的分析，是指结果变量为多项有序分类变量、影响变量为二项分类变量，采用交叉频数表形式给出的两个变量关系的数据分析，比较两组有序变量的程度差异，采用两独立样本的 Wilcoxon 秩和检验。

频数表数据可直接获得，或由数据库数据转换而来。

（一）实例

例 7-2　为了解雾化治疗慢性咽炎的疗效，对 15 名慢性咽炎患者行雾化治疗，另取 15 名病情相似的患者作为非雾化治疗（对照），疗效见表 7-2。问两组疗效是否相同？

表 7-2　两种治疗慢性咽炎方法的效果

疗法	疗效		
	无效	有效	显效
雾化治疗组	3	4	8
对照组	8	5	2

（二）实例分析

例 7-2 数据是含有一个多项有序分类变量与一个二项分类变量的频数表数据。其中，结果变量是疗效（effect = 1，2，3），分为无效、有效、显效 3 个水平，为多项有序分类变量；影响变量是分组（group = 1，2），有雾化治疗和非雾化治疗（对照）两组，为二项分类变量。分析目的是比较两种不同治疗方法的治疗效果有无差别，采用两独立样本比较的 Wilcoxon 秩和检验。

（三）软件计算

1. SAS 的计算

[操作程序]　例 7-2 的 SAS 操作程序 SASP7_2：

```
libname sas " F：\ data \ sas";          /* 新建永久逻辑库，定义逻辑库名为（数据库
                                             库名）sas，指定保存路径为 F：\ data \ sas */
procn par1way wilcoxon data = sas. d7_2;  /* 调用 npar1way 模块，选择 wilcoxon */
var effect;                              /* 定义分析变量为 effect */
class group;                             /* 定义分组变量为 group */
freq f;                                  /* 定义频数变量为 f */
exact;
run;
```

[**计算结果**]　例 7-2 的 SAS 计算结果：

```
                    The NPAR1WAY Procedure

     Wilcoxon Scores (Rank Sums) for Variable effect
                Classified by Variable group

                   Sum of      Expected      Std Dev       Mean
  group    N       Scores      Under H0      Under H0      Score
  --------------------------------------------------------------
    1     15        286.0       232.50      22.714495    19.066667
    0     15        179.0       232.50      22.714495    11.933333

          Average scores were used for ties.
```

1. 各组秩和

```
          Wilcoxon Two-Sample Test

  Statistic (S)                   286.0000

  Normal Approximation
  Z                                 2.3333
  One-Sided Pr >  Z                 0.0098
  Two-Sided Pr > |Z|                0.0196

  t Approximation
  One-Sided Pr >  Z                 0.0134
  Two-Sided Pr > |Z|                0.0268

  Exact Test
  One-Sided Pr >=  S                0.0139
  Two-Sided Pr >= |S - Mean|        0.0277

  Z includes a continuity correction of 0.5.
```

2. 两独立样本秩和检验结果

图 7-3　例 7-2 的 SAS 计算结果

例 7-2 的 SAS 计算结果主要由两部分组成：

第一部分是得到的各组秩和，其中对照组（group = 0）的秩和为 $T1 = 179$，实验组（group = 1）的秩和为 $T2 = 286$，因此 $T = 286$。

第二部分为两独立样本秩和检验结果，由上至下，"Statistic = 286.0000" 表示 Wilcoxon 检验统计量 $W = 286.0000$；"Normal Approximation" 表示正态近似检验结果：Z 值 = 2.3333，单侧 P 值（one-sided Pr > Z）= 0.0098，双侧 P 值（two-sided Pr > $|Z|$）= 0.0196；"tApproximation" 表示 t 近似检验结果：单侧 P 值（one-sided Pr > Z）= 0.0134，双侧 P 值（two-sided Pr > $|Z|$）= 0.0268；"Exact Test" 表示确切概率法检验结果（样本含量较少时采用 $N < 50$）：单侧 P 值（one-sided Pr > Z）= 0.0139，双侧 P 值（two-sided Pr > $|Z|$）= 0.0277；"Z includes a continuity correction of 0.5" 表示 Z 包含一个 0.5 的连续性校正。

本例共 30 例，小于 50，读取确切概率法结果：$W = 286.0000$，双侧 $P = 0.0277$ < 0.05，差异有统计学意义。结合第一部分结果可知：不雾化治疗（对照）组的平均秩为 11.93，雾化治疗组的平均秩为 19.07，即可认为雾化治疗慢性咽炎组的疗效优于非雾化治疗的对照组。

2. SPSS 的计算

[**操作步骤**]　例 7-2 的 SPSS 操作步骤 SPSSP7-2：

打开 d7-2. sav 文件，在 SPSS 程序中按以下步骤操作：

Data

Weight Cases

⊙ Weight cases by

    Frequency Variable：[f]

OK

Analyze

  Nonparametric Tests

    2 Independent Samples

      Test Variable List：[effect]

      Grouping Variable：[group]

      Define Groups

        Group1：0

        Group2：1

        Continue

      Test type

        ☑ Mann-Whitney U

      OK

[计算结果] 例7-2 的 SPSS 计算结果：

Ranks

	group	N	Mean Rank	Sum of Ranks
effect	0	15	11.93	179.00
	1	15	19.07	286.00
	Total	30		

1. 各组秩和

Test Statistics^b

	effect
Mann-Whitney U	59.000
Wilcoxon W	179.000
Z	-2.355
Asymp. Sig. (2-tailed)	.019
Exact Sig. [2*(1-tailed Sig.)]	.026^a

a. Not corrected for ties.

b. Grouping Variable: group

2. 两独立样本秩和检验结果

图7-4 例7-2 的 SPSS 计算结果

例7-2 的 SPSS 计算结果主要由两部分组成：

第一部分是得到的各组秩和，其中对照组（group = 0）的秩和为 $T1 = 179$，实验组（group = 1）的秩和为 $T2 = 286$，因此 $T = 286$。

第二部分为两独立样本秩和检验结果，由上至下，"Mann-Whitney U" 表示 Mann-Whitney U 检验结果：$U = 59.000$；"Wilcoxon$W$" 表示 Wilcoxon W 检验结果：$W = 179.000$；"Z" 表示正态近似检验结果：$Z = -2.355$；"Asymp. Sig.（2-tailed）" 表示双侧 P 值：$P = 0.019$；"Exact Sig.［2*（1-tailed Sig.）］" 表示确切概率法检验结果（总例数 $N < 40$

时才会出现）：$P = 0.026$；"a. Not corrected for ties" 表示确切概率法检验的结果没有对相同秩次进行校正；"b. Grouping Variable：group" 表示分组变量为 "group"。

　　本例共 30 例，小于 40，读取确切概率法结果：W（Wilcoxon W）= 179.000，双侧 P（Exact Sig.）= 0.026 < 0.05，差异有统计学意义。结合第一部分结果可知：不雾化治疗组疗效的平均秩为 11.93，雾化治疗组疗效的平均秩为 19.07，即可以认为雾化治疗慢性咽炎的疗效优于非雾化治疗的对照组。

第八章

数值变量与二项分类变量关系的分析

<<<<<

　　数值变量与二项分类变量关系的是指结果变量为数值变量、影响变量为二项分类变量时两个变量间关系的分析，常常比较两组样本均数是否具有统计学差异，如比较不同性别间身高的差异，服药组与不服药组平均血压的差异……，属两独立样本均数比较的 t 检验，简称两样本均数比较的 t 检验，或 t 检验。

　　两样本均数比较的 t 检验要求观测样本具有独立性、随机性，样本数据满足正态性和方差齐性，否则可用校正 t' 检验或秩和检验，也可转换数据符合 t 检验条件后再作 t 检验。

　　t 检验的计算公式如下：

　　（1）两个样本均数比较的 t 检验公式：

$$t = \frac{\overline{X}_1 - \overline{X}_2}{S_{\bar{x}_1 - \bar{x}_2}}, \ v = n_1 + n_2 - 2 \qquad \text{式 (8-1)}$$

式中

$$S_{\bar{x}_1 - \bar{x}_2} = \sqrt{S_C^2 \left(\frac{1}{n_1} + \frac{1}{n_2} \right)} \qquad \text{式 (8-2)}$$

$$S_C^2 = \frac{(n_1 - 1) S_1^2 + (n_2 - 1) S_2^2}{n_1 + n_2 - 2} = \frac{\sum X_1^2 - (\sum X_1)^2 / n_1 + \sum X_2^2 - (\sum X_2)^2 / n_2}{n_1 + n_2 - 2}$$

$$\text{式 (8-3)}$$

注：$S_{\bar{x}_1 - \bar{x}_2}$：两样本均数差值的标准误；$S_C^2$：合并方差。

　　（2）两样本均数比较的 t' 检验公式：

$$t' = \frac{\bar{x}_1 - \bar{x}_2}{\sqrt{\frac{S_1^2}{n_1} + \frac{S_2^2}{n_2}}}, \ v = \frac{\left(\frac{S_1^2}{n_1} + \frac{S_2^2}{n_2} \right)^2}{\frac{\left(\frac{S_1^2}{n_1} \right)^2}{n_1 - 1} + \frac{\left(\frac{S_2^2}{n_2} \right)^2}{n_2 - 1}} \qquad \text{式 (8-4)}$$

　　按照资料类型不同，两样本均数比较的 t 检验分为数据库数据的 t 检验和"均数、标准差"类数据 t 检验两种。

第一节 数据库数据的分析

数据库数据的数值变量与二项分类变量关系的分析，是指结果变量为数值变量，影响变量为二项分类变量且用二维数据库形式给出的两个变量间关系的数据分析，采用两样本均数比较的 t 检验。

（一）实例

例8-1 采用完全随机设计的方法，将21只体重、出生日期等相似的小白鼠随机分为两组，其中一组（11只）喂养一般的饲料，另一组（10只）喂养配方饲料，观察喂养8周后两组小白鼠体重（g），见表8-1。配方饲料喂养的小白鼠体重是否不同于一般饲料？

表8-1 不同饲料喂养8周后小白鼠的体重（g）

编号	饲料分组	体重
1	0	134
2	0	146
…	…	…
20	1	123
21	1	86

注：分组中0为一般饲料，1为配方饲料。

（二）实例分析

例8-1数据是含一个二项分类变量与一个数值变量的数据库数据。其中，结果变量是体重（g），为数值变量；影响变量是饲料分组（group = 1，2），有一般饲料组和配方饲料组两组，为二项分类变量。据题意可知，分析的目的是探讨不同饲料对体重的影响，属于一个数值变量和一个二项分类变量关系的数据库数据分析，如果各组样本数据均来自服从正态分布的总体，且方差齐性，应用两个独立样本均数比较的 t 检验，推断其所代表的总体均数 μ_1、μ_2 的大小是否不同（双侧检验），或总体均数 μ_1、μ_2 谁大谁小（单侧检验）。

（三）软件计算

1. SAS 的计算

［**操作程序**］ 例8-1的SAS操作程序SASP8_1：

```
libname sas " F：\ data \ sas"；        / * 新建永久数据库，定义库标记（数据库库名）
                                          sas，指定路径为 F：\ data \ sas * /
proc ttest data = sas. d8_1；           / * 调用 t 检验过程 * /
class group；                          / * 指定分组变量为 group * /
var weight；                           / * 指定分析变量为 weight * /
run；
```

［**计算结果**］ 例8-1的SAS计算结果：

```
                          The TTEST Procedure
                           Variable:  weight

        group        N      Mean     Std Dev    Std Err    Minimum    Maximum

          0         11     122.7     21.2419    6.4047     83.0000    161.0
          1         10     101.3     19.0791    6.0333     70.0000    132.0
        Diff (1-2)         21.4273   20.2462    8.8462

        group      Method           Mean       95% CL Mean      Std Dev    95% CL Std Dev

          0                        122.7     108.5    137.0     21.2419    14.8421    37.2781
          1                        101.3     87.6517  114.9     19.0791    13.1233    34.8310
        Diff (1-2)  Pooled         21.4273   2.9119   39.9426   20.2462    15.3971    29.5711
        Diff (1-2)  Satterthwaite  21.4273   3.0109   39.8437
```

1. 统计描述结果

```
        Method          Variances     DF      t Value    Pr > |t|

        Pooled          Equal         19        2.42      0.0256
        Satterthwaite   Unequal       18.999    2.44      0.0249
```

2. t 检验结果

```
                       Equality of Variances

        Method      Num DF    Den DF    F Value    Pr > F

        Folded F      10         9       1.24      0.7569
```

3. 方差齐性检验结果

图8-1　例8-1 的 SAS 计算结果

例8-1 的 SAS 运行结果由三部分组成：

第一部分为两组变量的统计描述，由结果可知一般饲料组（group = 0）平均体重（Mean ± Std Dev) = （122.7 ± 21.24）；配方饲料组（group = 1）平均体重（Mean ± Std Dev) = （101.3 ± 19.08）。

第二部分为 t 检验结果，包含了方差齐（Equal）时：$t = 2.42$，$P = 0.0256$；方差不齐时：$t = 2.44$，$P = 0.0249$。

第三部分为方差齐性检验结果，可知 $F = 1.24$，$P = 0.7569 > 0.05$，方差齐。

结合一、二、三部分可知此例读取方差齐时 t 检验的结果：$t = 2.42$，$P = 0.0256 < 0.05$，在 $\alpha = 0.05$ 的检验水准下，差异有统计学意义，即可以认为配方饲料组喂养的小白鼠体重与一般饲料组不同，配方饲料组的体重（101.3g）低于一般饲料组（122.7g）。

2. SPSS 计算

[操作步骤]　例8-1 的 SPSS 操作程序 SPSSP8-1：

打开 d8-1. sav 文件，在 SPSS 程序中按以下步骤操作：

Analyze

Compare means

Independent-samples T Test

Test variable：［weight］

Grouping Variable（s）：group（0 1）

Define Groups

group1：0

group2：1

continue

OK

[计算结果] 例 8-1 的 SPSS 计算结果：

Group Statistics

	group	N	Mean	Std. Deviation	Std. Error Mean
weight	0	11	122.73	21.242	6.405
	1	10	101.30	19.079	6.033

1. 统计描述结果

Independent Samples Test

		Levene's Test for Equality of Variances		t-test for Equality of Means					95% Confidence Interval of the Difference	
		F	Sig.	t	df	Sig. (2-tailed)	Mean Difference	Std. Error Difference	Lower	Upper
weight	Equal variances assumed	.034	.855	2.422	19	.026	21.427	8.846	2.912	39.943
	Equal variances not assumed			2.435	18.999	.025	21.427	8.799	3.011	39.844

2. 方差齐性检验及 t 检验结果

图 8-2 例 8-1 的 SPSS 计算结果

例 8-1 的 SPSS 运行结果由两部分组成：

第一部分为两组变量的统计描述，由结果可知一般饲料组（group = 0）平均体重为（122.73 ± 21.24）g；配方饲料组（group = 1）平均体重为（101.30 ± 19.08）g。

第二部分为方差齐性检验及 t 检验结果，可知 $F = 0.034$，$P = 0.855 > 0.05$，方差齐。t 检验结果包含了方差齐（Equal variable assumed）：$t = 2.422$，$P = 0.026$；方差不齐（Equal variable not assumed）：$t = 2.435$，$P = 0.025$。此例读取方差齐时 t 检验的结果：$t = 2.422$，$P = 0.026 < 0.05$，在 $\alpha = 0.05$ 的检验水准下，差异有统计学意义，即配方饲料组喂养的小白鼠体重与一般饲料组不同。根据分析结果，可认为配方饲料组喂养 8 周后能够降低小白鼠体重。

第二节 "均数、标准差"类数据的分析

"均数、标准差"类数据的数值变量与二项分类变量关系的分析，是指数值变量为结果变量、二项分类变量为影响变量时，按影响变量的两个类别分别计算出各类别数值变量的均数、标准差和例数的数据分析，应用"均数、标准差"类数据两样本均数比较的 t 检验。

（一）实例

例 8-2 为了解某药物对血清胆固醇的影响，将 24 只大白鼠随机均分为常规饮食组和药物治疗组，实验前、10 周后各测定其血清胆固醇值（mmol/L），并计算实验前后的差值和各组差值的均数、标准差等，如表 8-2。比较两组血清胆固醇差值是否相同？

表 8-2 不同组血清胆固醇差值的计算结果（mmol/L）

组别	例数	均数	标准差
药物治疗组	12	0.5592	0.6110
常规饮食组	12	0.1467	0.2107

（二）实例分析

例 8-2 数据是数值变量与二项分类变量关系分析的"均数、标准差"类数据。其中，结果变量是血清胆固醇的差值，为数值变量；影响变量是组别（group = 1, 2），分为常规饮食组、药物治疗组两组，是二项分类变量。本研究的目的是探讨两组血清胆固醇差值是否存在差异，属于一个数值变量和一个二项分类变量关系的"均数、标准差"类数据分析，如果样本符合独立性、随机性、正态性和方差齐性的条件，应用两样本均数比较的 t 检验，否则可用校正 t' 检验或秩和检验。

（三）软件计算

1. SAS 的计算

［操作程序］ 例 8-2 的 SAS 操作程序 SASP8_2：

```
libname sas " F：\ data \ sas";        /＊新建永久数据库，定义库标记（数据库库名）
                                          sas，指定路径为 F：\ data \ sas ＊/
proc ttest data = sas. d8_2;           /＊调用 t 检验程序＊/
class group;                           /＊指定分组变量为 group＊/
run;
```

注："均数、标准差"类数据的 t 检验 SAS 程序与原始数据相同，但其数据库的构建方式略有不同，详请参见本书 SAS 数据库 sas. d8_2。

［计算结果］ 例 8-2 的 SAS 计算结果：

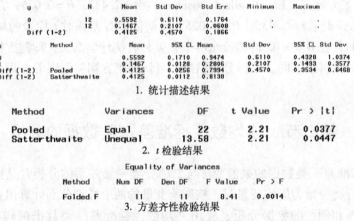

1. 统计描述结果

Method	Variances	DF	t Value	Pr > |t|
Pooled	Equal	22	2.21	0.0377
Satterthwaite	Unequal	13.58	2.21	0.0447

2. t 检验结果

Equality of Variances

Method	Num DF	Den DF	F Value	Pr > F
Folded F	11	11	8.41	0.0014

3. 方差齐性检验结果

图 8-3 例 8-2 的 SAS 计算结果

例 8-2 的 SAS 运行结果由三部分组成：

第一部分为两组变量的统计描述，由结果可知药物治疗组（group = 0）胆固醇差值为 (0.5592 ± 0.6110) mmol/L；常规饮食组（group = 1）胆固醇差值为 (0.1467 ± 0.2107) mmol/L。

第二部分为 t 检验结果，包含了方差齐（Equal）时：$t = 2.21$，$P = 0.0377$；方差不齐时（Unequal）：$t = 2.21$，$P = 0.0447$。

第三部分为方差齐性检验结果，可知 $F = 8.41$，$P = 0.0014 < 0.05$，方差不齐。结合一、二、三部分可知此例读取方差不齐时 t 检验的结果：$t = 2.21$，$P = 0.0447 < 0.05$，在 $\alpha = 0.05$ 的检验水准下，差异有统计学意义，即药物治疗组血清胆固醇差值（0.5592mmol/L）不同于常规饮食组（0.1467mmol/L），可认为药物对血清胆固醇有作用。

2. SPSS 计算

[操作程序]　例 8-2 的 SPSS 操作程序 SPSSP8-2：

在 SPSS 中没有直接对均数标准差类型数据进行分析的模块，因此需要通过编程解决。

打开 d8-2. sav 文件，在 SPSS 程序中按 File→New→Syntax 操作后运行以下程序：

```
do if stdv1 ge stdv2.                              方差齐性检验
compute f = stdv1 * *2/stdv2 * *2.
compute fp = 1 - cdf. f（f，n1，n2）.
else if stdv1 lt stdv2.
compute f = stdv2 * *2/stdv1 * *2.
compute fp = 1 - cdf. f（f，n2，n1）.
end if.
formats f fp（f8.4）.                               输出 F 值及 P 值，保留小数点后四位
do if（fp > 0.05）.                                 两独立样本 t 检验
compute
t = -（abs（（mean1 - mean2）/sqrt（（（（n1 -
1）* stdv1 * *2 +（n2 - 1）* stdv2 * *2）/
（n1 + n2 - 2））*（1/n1 + 1/n2））））.
compute p = cdf. t（t，n1 + n2 - 2）*2.
else if（fp < = 0.05）.                             两独立样本 t′检验
compute
t = - abs（（mean1 - mean2）/sqrt（（stdv1 *
stdv1）/n1 +（stdv2 * stdv2）/n2））.
compute
p = cdf. t（t，（（（stdv1/sqrt（n1））* *2 +
（stdv2/sqrt（n2））* *2）* *2）/（（stdv1/
sqrt（n1））* *4/（n1 - 1）+（stdv2/
sqrt（n2））* *4/（n2 - 1）））*2.
end if.
do if（mean1 > mean2）.                            前程序为方便计算概率，t 值取其绝对值的负
compute t = - t.                                   数，故如 mean1 > mean2，则需恢复原值 t = -t
end if.
formats t p（f8.4）.                                输出 t 值及 P 值，保留小数点后四位
execute.                                           执行程序
```

[计算结果]　例 8-2 的 SPSS 计算结果：

mean1	mean2	stdv1	stdv2	n1	n2	f	fp	t	p
.5592	.1467	.6110	.2107	12	12	8.409	.0004	2.211	.0447

图 8-4　例 8-2 的 SPSS 计算结果

例8-2的SPSS运行结果如图8-4：

由结果可知，两组样本例数均为12例，药物治疗组血清胆固醇差值为（0.5592 ± 0.6110）mmol/L；常规饮食组为 =（0.1467 ± 0.2107）mmol/L；方差齐性检验结果，可知 $F = 8.41$，$P = 0.0004 < 0.05$，方差不齐；$t = 2.21$，$P = 0.0377$；方差不齐时：$t = 2.21$，$P = 0.0447 < 0.05$，在 $\alpha = 0.05$ 的检验水准下，差异有统计学意义，即药物治疗组血清胆固醇差值（0.5592mmol/L）与常规饮食组（0.1467mmol/L）不同，可认为药物对血清胆固醇有作用。

第九章

二项分类变量与多项无序分类
变量关系的分析

二项分类变量与多项无序分类变量关系的分析是指结果变量为二项分类变量，影响变量为多项无序分类变量时两个变量间关系的分析，如三种治疗高血压药物有效率的比较、多种新生儿脐带处理方法感染率的差异分析、不同年龄组儿童病原体阳性检出率是否相同等，常常应用多样本率比较的 χ^2 检验，有直接 χ^2 检验（又称 Pearson χ^2 检验）和 Fisher 确切概率法两种。

选择哪种统计方法要视其数据转换后的频数表数据（又称 $R \times 2$ 表资料）的理论频数大小和多少而定。如果 $R \times 2$ 表资料的实际频数记为 A，n_R 为第 R 行的合计数，n_C 为第 C 列的合计数，n 是总例数，那么相应的理论频数 $T_{RC} = \dfrac{n_R\, n_C}{n}$。其选择统计方法的条件如下：

当各格子的理论频数（T）大于 1 且 $1 \le T \le 5$ 的格子数不超过格子总数的 1/5 时，应用直接 χ^2 检验：

$$\chi^2 = n \left(\sum \frac{A^2}{n_R n_C} - 1 \right) \qquad\qquad \text{式 (9-1)}$$

当有某个或某些格子的理论频数（T）小于 1 或 $1 \le T \le 5$ 的格子数超过格子总数的 1/5 时，应用 Fisher 确切概率法。Fisher 确切概率法操作方法类同直接 χ^2 检验，只是读取的结果不同，限于篇幅，此章省略有关计算公式。

需注意的是，当多组率比较的 χ^2 检验的结果差异有统计学意义，需进一步作两两比较时，应先调整检验水准 α 值，再进行率的两两比较，否则将会增大犯 I 类错误的概率。新的检验水准按照以下公式计算：

$$\alpha' = \alpha / N \qquad\qquad \text{式 (9-2)}$$

$$N = C_k^2 = \frac{k(k-1)}{2} \qquad\qquad \text{式 (9-3)}$$

其中：N 为要进行两两比较的次数，k 为参加检验的组数。

多样本率比较的 χ^2 检验有数据库数据分析和频数表数据分析两种。

第一节 数据库数据的分析

数据库数据的二项分类变量与多项无序分类变量间关系分析，是指结果变量为二项分类变量，影响变量为多项无序分类变量，且二项分类变量与多项无序分类变量用数据库形式给出，比较数据库数据中多项类别组间某二项分类特征（值）频率的差异，属于多样本率比较的 χ^2 检验。

（一）实例

例 9-1 为比较中医、西医与中西医结合三种不同治疗方法治疗慢性肾炎的效果，选取慢性肾炎患者 90 名，并将其随机分成三组，每组 30 名，分别用中药、西药与中西药结合三种治疗方法进行治疗，最后记录各自的疗效，如表 9-1。问三种方法治疗慢性肾炎的效果是否相同？

表 9-1 三种方法治疗慢性肾炎的效果

编号	分组	疗效
1	1	0
2	1	0
…	…	…
89	3	1
90	3	1

注：分组中 1 为中西医结合组，2 为中药组，3 为西药组；疗效中 0 为无效，1 为有效。

（二）实例分析

例 9-1 数据是含一个二项分类变量与一个多项无序分类变量的数据库数据。其中，结果变量是疗效（effect = 0，1），分为无效与有效两类，属于二项分类变量；影响变量是分组（group = 1，2，3），分为中西药结合组、中药组与西药组三组，为多项无序分类变量。分析目的是比较三种不同治疗慢性肾炎方法的有效率是否存在差异。由于其数据库数据转换为表 9-2 的频数表数据（即 $R \times 2$ 表资料）后，所有格子的理论频数（T，表 9-2 中括号里的数据）均大于 5，应用多样本率比较的直接 χ^2 检验。

表 9-2 例 9-1 的频数表数据

分组	疗效		合计	有效率（%）
	有效	无效		
中西医结合组	26（19.33）	4（10.67）	30	86.7
中药组	17（19.33）	13（10.67）	30	56.7
西药组	15（19.33）	15（10.67）	30	50.0

注：实际频数后面括号里的数据为相应格子的理论频数 T。

（三）软件计算

1. SAS 的计算

［操作程序］ 例 9-1 的 SAS 操作程序 SASP9_1：

```
libname sas" F：\ data \ sas"；      /＊新建永久逻辑库，定义逻辑库名（数据库库名）
                                        sas，指定路径为 F：\ sas ＊/
proc freq data = sas. d9_1；         /＊（三组作比较）＊/
tables group ＊ effect               /＊作 group ＊ effect 的列联表 ＊/
```

```
/chisq;                              /*对列联表作卡方检验*/
run;
proc freq data = sas. d9_1;
where group in（1，2）;                /*（中西医结合组和中药组作比较）*/
tables group * effect                /*作 group * effect 的列联表*/
/chisq;                              /*对列联表作卡方检验*/
run;
proc freq data = sas. d9_1;
where group in（1，3）;                /*（中西医结合组和西药组作比较）*/
tables group * effect                /*作 group * effect 的列联表*/
/chisq;                              /*对列联表作卡方检验*/
run;
proc freq data = sas. d9_1;
where group in（2，3）;                /*（中药组和西药组作比较）*/
tables group * effect                /*作 group * effect 的列联表*/
/chisq;                              /*对列联表作卡方检验*/
run;
```

[**计算结果**]　例 9-1 的 SAS 计算结果:

```
          Statistics for Table of group by effect

Statistic                      DF        Value       Prob
--------------------------------------------------------------
Chi-Square                      2        9.9892      0.0068
Likelihood Ratio Chi-Square     2       10.9440      0.0042
Mantel-Haenszel Chi-Square      1        8.7034      0.0032
Phi Coefficient                          0.3332
Contingency Coefficient                  0.3161
Cramer's V                               0.3332

              Sample Size = 90
```

1. 三组间整体比较的计算结果

```
               The FREQ Procedure

        Statistics for Table of group by effect

Statistic                      DF        Value       Prob
--------------------------------------------------------------
Chi-Square                      1        6.6484      0.0099
Likelihood Ratio Chi-Square     1        6.9145      0.0085
Continuity Adj. Chi-Square      1        5.2531      0.0219
Mantel-Haenszel Chi-Square      1        6.5376      0.0106
Phi Coefficient                         -0.3329
Contingency Coefficient                  0.3158
Cramer's V                              -0.3329
```

2. 中西药结合组和中药组之间比较计算结果

```
               The FREQ Procedure

        Statistics for Table of group by effect

Statistic                      DF        Value       Prob
--------------------------------------------------------------
Chi-Square                      1        9.3196      0.0023
Likelihood Ratio Chi-Square     1        9.7705      0.0018
Continuity Adj. Chi-Square      1        7.7022      0.0055
Mantel-Haenszel Chi-Square      1        9.1643      0.0025
Phi Coefficient                         -0.3941
Contingency Coefficient                  0.3667
Cramer's V                              -0.3941
```

3. 中西药结合组和西药组之间比较计算结果

```
                    The FREQ Procedure
            Statistics for Table of group by effect

Statistic                          DF       Value      Prob
--------------------------------------------------------------
Chi-Square                          1      0.2679     0.6048
Likelihood Ratio Chi-Square         1      0.2681     0.6046
Continuity Adj. Chi-Square          1      0.0670     0.7958
Mantel-Haenszel Chi-Square          1      0.2634     0.6078
Phi Coefficient                           -0.0668
Contingency Coefficient                    0.0667
Cramer's V                                -0.0668
```

4. 中药组和西药组之间比较计算结果

图9-1 例9-1的SAS计算结果

例9-1的SAS计算结果由四部分组成（因篇幅限制，本例直接给出各单元格理论频数，列联表部分结果省略，详可参阅第六章）。

第一部分是三组率比较的 χ^2 检验结果。此例 $\chi^2 = 9.9892$，$P = 0.0068 < 0.05$，三组率差异有统计学意义，即可以认为三种治疗方法治疗慢性肾炎的有效率有差异。

第二、三、四部分是两两比较的结果（校正的检验水准为 $\alpha = 0.05/3 = 0.0167$），此例均读取直接卡方检验结果（Chi-Square）：中西药结合组与中药组，$\chi^2 = 6.6484$，$P = 0.0099$，按照 $\alpha = 0.0167$ 的水准，两组有效率差异有统计学意义；中西药结合组与西药组，$\chi^2 = 9.3196$，$P = 0.0023$，按照 $\alpha = 0.0167$ 的水准，两组有效率差异有统计学意义；中药组与西药组，$\chi^2 = 0.2679$，$P = 0.6048$，按照 $\alpha = 0.0167$ 的水准，两组有效率差异无统计学意义。结果表明：中西药结合组治疗慢性肾炎的效果优于中药组、西药组，而中药组与西药组的治疗效果相近。

2. SPSS 的计算

[操作步骤] 例9-1的SPSS操作步骤SPSSP9-1：

打开 d9-1. sav 文件，在 SPSS 程序中按以下步骤操作：

三组间整体比较：

Analyze

 Descriptive Statistics

  Crosstabs

   Row（s）：[group]

   Column（s）：[effect]

  Statistics

   ☑ Chi-square

   Continue

  OK

中西药结合组与中药组之间的比较：

 Data

  Select Cases

   ⊙ If condition is satisfied

    Click If...

     Input group = 1 | group = 2

    Continue

> **OK**

Analyze

  Descriptive Statistics

    Crosstabs

      Row（s）:［group］

      Column（s）:［effect］

      Statistics

        ☑ Chi-square

        Continue

OK

中西药结合组与西药组之间的比较:

Data

  Select Cases

    ⊙ All cases

      OK

Data

  Select Cases

    ⊙ If condition is satisfied

      Click If...

        Input group = 1│group = 3

      Continue

      OK

Analyze

  Descriptive Statistics

    Crosstabs

      Row（s）:［group］

      Column（s）:［effect］

    Statistics

      ☑ Chi-square

      Continue

OK

中药组与西药组之间的比较:

Data

  Select Cases

    ⊙ All cases

      OK

Data

  Select Cases

⊙ If condition is satisfied

　　Click If...

　　　　Input group = 2 | group = 3

　　Continue

OK

Analyze

　　Descriptive Statistics

　　　Crosstabs

　　　　Row（s）：［**group**］

　　　　Column（s）：［**effect**］

　　　Statistics

　　　　☑ Chi-square

　　　Continue

OK

［计算结果］ 例9-1 的 SPSS 计算结果：

Chi-Square Tests

	Value	df	Asymp. Sig. (2-sided)
Pearson Chi-Square	9.989[a]	2	.007
Likelihood Ratio	10.944	2	.004
Linear-by-Linear Association	8.703	1	.003
N of Valid Cases	90		

a. 0 cells (.0%) have expected count less than 5. The minimum expected count is 10.67.

1. 三组间整体比较计算结果

Chi-Square Tests

	Value	df	Asymp. Sig. (2-sided)	Exact Sig. (2-sided)	Exact Sig. (1-sided)
Pearson Chi-Square	6.648[b]	1	.010		
Continuity Correction[a]	5.253	1	.022		
Likelihood Ratio	6.915	1	.009		
Fisher's Exact Test				.020	.010
Linear-by-Linear Association	6.538	1	.011		
N of Valid Cases	60				

a. Computed only for a 2x2 table

b. 0 cells (.0%) have expected count less than 5. The minimum expected count is 8.50.

2. 中西药结合组与中药组之间比较计算结果

Chi-Square Tests

	Value	df	Asymp. Sig. (2-sided)	Exact Sig. (2-sided)	Exact Sig. (1-sided)
Pearson Chi-Square	9.320[b]	1	.002		
Continuity Correction[a]	7.702	1	.006		
Likelihood Ratio	9.770	1	.002		
Fisher's Exact Test				.005	.002
Linear-by-Linear Association	9.164	1	.002		
N of Valid Cases	60				

a. Computed only for a 2x2 table

b. 0 cells (.0%) have expected count less than 5. The minimum expected count is 9.50.

3. 中西药结合组与西药组之间比较计算结果

Chi-Square Tests

	Value	df	Asymp. Sig. (2-sided)	Exact Sig. (2-sided)	Exact Sig. (1-sided)
Pearson Chi-Square	.268[b]	1	.605		
Continuity Correction[a]	.067	1	.796		
Likelihood Ratio	.268	1	.605		
Fisher's Exact Test				.796	.398
Linear-by-Linear Association	.263	1	.608		
N of Valid Cases	60				

a. Computed only for a 2x2 table

b. 0 cells (.0%) have expected count less than 5. The minimum expected count is 14. 00.

4. 中药组与西药组之间比较计算结果

图9-2　例9-1的SPSS计算结果

例9-1的SPSS计算结果主要由四部分组成（因篇幅限制，本例有省略，详可参阅第六章）：

第一部分是三组率的比较的χ^2检验结果。本例中0个单元格的理论频数小于5，最小理论频数为10.67。本例读取直接χ^2检验结果，$\chi^2 = 9.989$，$P = 0.007 < 0.05$，三组之间的率差异有统计学意义，即可以认为三种治疗方法治疗慢性肾炎的有效率存在差异。

第二、三、四部分是两两比较的结果（校正的检验水准α'为$0.05/3 = 0.0167$），此例均读取直接卡方检验结果（Chi-Square）得：中西药结合组与中药组，$\chi^2 = 6.648$，$P = 0.010 < 0.0167$，两组有效率有统计学差异；中西药结合组与西药组，$\chi^2 = 9.320$，$P = 0.002 < 0.0167$，两组有效率有统计学差异；中药组与西药组，$\chi^2 = 0.268$，$P = 0.605 > 0.0167$，两组有效率无统计学差异。结果表明：中西药结合组治疗慢性肾炎的有效率比中药组与西药组高，而中药组与西药组治疗效果的差异无统计学意义。

第二节　频数表数据的分析

频数表数据的二项分类变量与多项无序分类变量关系分析，是指结果变量为二项分类变量，影响变量为多项无序分类变量，且应用交叉频数表形式给出的数据分析。其频数表数据可以直接获得，或由数据库数据转换而来，用于多个样本率差异的比较。

（一）实例

例9-2　为比较超短波、温热磁疗与蜡疗三种疗法治疗肩周炎的效果，选取肩周炎患者45名，并将其随机分成三组，每组15名，分别用超短波、温热磁疗与蜡疗三种方法治疗，观察结果如表9-3，问三种治疗方法治疗肩周炎的效果是否存在差异？

表9-3　三种治疗方法的治疗效果

分组	疗效		合计
	有效	无效	
超短波组	13	2	15
温热磁疗组	10	5	15
蜡疗组	8	7	15

（二）实例分析

表 9-3 数据类似表 9-2 数据，是一个二项分类变量与一个多项无序分类变量的频数表数据。其中，结果变量是疗效（effect = 1，0），分为有效与无效，属于二项分类变量；影响变量是分组变量（group = 1，2，3），分为超短波组、温热磁疗组与蜡疗组三个组，属于多项无序分类变量。分析目的是比较三种不同治疗方法的有效率是否存在差异。按 $T_{RC} = \dfrac{n_R n_R}{n}$ 计算表 9-3 中各理论频数，见 9-4，由于有 1/2（超过 1/5）格子的理论频数（T）小于 5，故应用 Fisher 确切概率法。

表 9-4 例 9-2 转换的频数表数据

分组	疗效	
	有效	无效
超短波组	13（10.33）	2（4.66）
温热磁疗组	10（10.33）	5（4.66）
蜡疗组	8（10.33）	7（4.66）

注：实际频数后面括号里的数据为相应的理论频数 T。

（三）软件计算

1. SAS 的计算

[操作程序] 例 9-2 的 SAS 操作程序 SASP9_2：

```
libname sas " F：\ data \ sas";        /＊新建永久逻辑库，定义逻辑库名（数据库库名）
                                         sas，指定路径为 F：\ data \ sas ＊/
proc freq data = sas. d9_2；           /＊（三组做比较）＊/
weight f；                              /＊对 f 变量加权＊/
tables group ＊ effect                  /＊作 group ＊ effect 的频数表＊/
/exact；                               /＊对频数表作卡方检验＊/
run；
```

[计算结果] 例 9-2 的 SAS 计算结果：

```
            Statistics for Table of group by effect

Statistic                        DF      Value      Prob
-----------------------------------------------------------
Chi-Square                        2      3.9401    0.1395
Likelihood Ratio Chi-Square       2      4.1955    0.1227
Mantel-Haenszel Chi-Square        1      3.8018    0.0512
Phi Coefficient                          0.2959
Contingency Coefficient                  0.2837
Cramer's V                               0.2959

WARNING: 50% of the cells have expected counts less
         than 5. Chi-Square may not be a valid test.


            Fisher's Exact Test
         ------------------------------
         Table Probability (P)       0.0122
         Pr <= P                     0.1742

            Sample Size = 45
```

图 9-3 例 9-2 的 SAS 计算结果

例9-2 的 SAS 计算结果如图9-3（因篇幅限制，本例直接给出各单元格理论频数，列联表部分结果省略，详可参阅第六章）。经确切概率计算法计算得，P（$Pr \leqslant P$）= 0.1742 > 0.05，三种治疗方法治疗肩周炎的有效率无统计学差异（无需做两两比较）。

2. SPSS 的计算

[操作步骤]　例9-2 的 SPSS 操作步骤 SPSSP9-2：

打开 d9-2.sav 文件，在 SPSS 程序中按以下步骤操作：

Data

Weight Cases

    ⊙ **Weight cases by**

        Frequency Variable：f

    OK

Analyze

    Descriptive Statistics

        Crosstabs

            Row（s）：[group]

            Column（s）：[effect]

            Exact

⊙ Exact

            Statistics

                ☑ Chi-square

            Continue

OK

[计算结果]　例9-2 的 SPSS 计算结果：

Chi-Square Tests

	Value	df	Asymp. Sig. (2-sided)	Exact Sig. (2-sided)	Exact Sig. (1-sided)	Point Probability
Pearson Chi-Square	3.940ᵃ	2	.139	.174		
Likelihood Ratio	4.195	2	.123	.174		
Fisher's Exact Test	3.907			.174		
Linear-by-Linear Association	3.802ᵇ	1	.051	.077	.039	.024
N of Valid Cases	45					

a. 3 cells (50.0%) have expected count less than 5. The minimum expected count is 4.67.

b. The standardized statistic is -1.950.

图9-4　例9-2 的 SPSS 计算结果

例9-2 的 SPSS 计算结果如图9-4（因篇幅限制，本例的部分结果有省略，详可参阅第六章）：在首列从上至下分别是 Person Chi-Square 表示直接 χ^2 检验；Likelihood Ratio 表示似然比 χ^2 检验；Fisher's Exact Test 表示确切概率法；Linear-by-Linear Association 表示线性相关性检验；N of Valid Cases 表示有效分析例数。左下脚注"a. 3 cells（50.0%）have expected count less than 5. The minimum expected count is 4.67."表示本例中 3 个单元格的理论频数小于 5，最小理论频数为 4.67。本例读取确切概率法结果，$\chi^2 = 3.907$，$P = 0.174 > 0.05$，三种治疗方法治疗肩周炎的有效率差异无统计学意义。

第十章

多项无序分类变量与多项无序分类变量关系的分析

<<<<<

多项无序分类变量与多项无序分类变量关系的分析是指影响变量和结果变量都为多项无序分类变量时两个变量间关系的分析，如不同季节不同腹泻病构成比的比较，不同地区人群（山区、丘陵、平原）ABO血型构成比的分析等。比较多个样本构成比的差异，属于多样本构成比的分析，又称 $R \times C$ 行列表的 χ^2 检验。如果数据中存在多项有序分类变量，但研究者仍然只关心多个样本构成比差异，而非不同样本的等级差异时，可将多项有序分类变量"降级"看作多项无序分类变量，采用 $R \times C$ 行列表卡方检验。其原理及方法类似于多项无序分类变量与二项分类变量关系分析（见第六章），具体的计算公式依据频数表数据中理论频数大小和多少予以选择。

在频数表数据中，如果 $2 \times C$ 表中的实际频数记为 A，n_R 为第 R 行的合计数，n_C 为第 C 列的合计数，n 是总例数，那么相应的理论频数 $T_{RC} = \dfrac{n_R n_R}{n}$。当各格子的理论频数 (T) 大于1，且 $1 \leq T \leq 5$ 的格子数不超过格子总数的 $1/5$ 时，应用直接 χ^2 检验，也称 Pearson χ^2 检验：

$$\chi^2 = n \left(\sum \frac{A^2}{n_R n_C} - 1 \right)$$ 式（10-1）

当有某个或某些格子的理论频数 (T) 小于1或 $1 \leq T \leq 5$ 的格子数超过格子总数的 $1/5$ 时，改用确切概率计算法，又称 Fisher 确切概率法（限于篇幅，此章省略公式及举例）。

要注意：当 $R \times C$ 行列表卡方检验有统计学意义时，按第九章介绍的方法调整检验水准 α 值，进一步作两两比较；如果理论频数 (T) 太小的格子数太多，可考虑适当合并。

由于数据类型不同，分数据库数据分析和频数表数据分析两种。

第一节 数据库数据的分析

数据库数据中两个多项无序分类变量关系的分析，是指结果变量和影响变量用数据库形式给出的两个多项无序分类变量间关系的分析，应用多样本构成比比较的 χ^2 检验，即 $R \times C$

行列表的卡方检验。

（一）实例

例 10-1 对某医院 2004—2008 年院内呼吸道感染常见致病菌种类进行调查，从住院患者体内分离出 4 种致病细菌，分别是大肠杆菌、铜绿假单胞菌、凝固酶阳性葡萄球菌和肺炎克雷伯菌，见表 10-1。试问不同年份呼吸道感染常见致病菌的构成比是否存在差异。

表 10-1 某医院 2004—2008 年住院患者致病菌株类型

编号	年份	致病菌株
1	1	1
2	1	1
3	1	1
…	…	…
2672	5	4
2673	5	4
2674	5	4

注：年份中 1、2、3、4、5 分别表示 2004 年、2005 年、2006 年、2007 年和 2008 年；致病菌类别分为大肠杆菌、铜绿假单胞菌、凝固酶阳性葡萄球菌、肺炎克雷伯菌（分别用 1、2、3、4 表示）。

（二）实例分析

例 10-1 数据是含两个多项无序分类变量的数据库数据。其中，结果变量为致病菌类别（1、2、3、4），分别为大肠杆菌、铜绿假单胞菌、凝固酶阳性葡萄球菌、肺炎克雷伯菌 4 种，属多项无序分类变量；影响变量是年份（1、2、3、4、5），分为 2004 年、2005年、2006 年、2007 年和 2008 年 5 个年份，看作多项无序分类变量。目的是，分析各年份间致病菌的构成比是否不同，故对该数据的分析属于多项无序分类变量与多项无序分类变量关系分析，即多样本构成比的分析，采用 $R \times C$ 行列表 χ^2 检验。

（三）软件计算

1. SAS 的计算

[**操作程序**] 例 10-1 的 SAS 操作程序 SASP10_1：

```
libname sas " F：\ data \ sas";        /＊新建永久逻辑库，定义逻辑库名（数据库库名）
                                          sas，指定保存路径为 F：\ data \ sas＊/
proc freq data = sas. d10_1;          /＊调用 freq 过程，选择 sas. d10_1 数据集＊/
tables year * germtype                /＊作 year * germtype 的列联表＊/
/chisq exact expected;                /＊对列联表作卡方检验，并计算理论频数＊/
run;
```

[**计算结果**] 例 10-1 的 SAS 计算结果：

```
                    The FREQ Procedure

                Table of year by germtype

year       germtype

Frequency|
Expected |
Percent  |
Row Pct  |
Col Pct  |1      |2      |3      |4      | Total
---------+-------+-------+-------+-------+
   1     |   123 |   161 |    55 |    89 |   428
         |129.49 |146.61 |83.391 |68.506 |
         |  4.60 |  6.02 |  2.06 |  3.33 | 16.01
         | 28.74 | 37.62 | 12.85 | 20.79 |
         | 15.20 | 17.58 | 10.56 | 20.79 |
---------+-------+-------+-------+-------+
   2     |   180 |   232 |   137 |    92 |   641
         |193.93 |219.58 |124.89 | 102.6 |
         |  6.73 |  8.68 |  5.12 |  3.44 | 23.97
         | 28.08 | 36.19 | 21.37 | 14.35 |
         | 22.25 | 25.33 | 26.30 | 21.50 |
---------+-------+-------+-------+-------+
   3     |   168 |   162 |    84 |    86 |   500
         |151.27 |171.28 | 97.42 | 80.03 |
         |  6.28 |  6.06 |  3.14 |  3.22 | 18.70
         | 33.60 | 32.40 | 16.80 | 17.20 |
         | 20.77 | 17.69 | 16.12 | 20.09 |
---------+-------+-------+-------+-------+
   4     |   143 |   163 |   101 |    74 |   481
         |145.52 |164.77 |93.718 |76.989 |
         |  5.35 |  6.10 |  3.78 |  2.77 | 17.99
         | 29.73 | 33.89 | 21.00 | 15.38 |
         | 17.68 | 17.79 | 19.39 | 17.29 |
---------+-------+-------+-------+-------+
   5     |   195 |   198 |   144 |    87 |   624
         |188.79 |213.76 |121.58 |99.877 |
         |  7.29 |  7.40 |  5.39 |  3.25 | 23.34
         | 31.25 | 31.73 | 23.08 | 13.94 |
         | 24.10 | 21.62 | 27.64 | 20.33 |
---------+-------+-------+-------+-------+
Total        809     916     521     428     2674
            30.25   34.26   19.48   16.01  100.00
```

1. 年份与致病菌株的列联表

```
                 The FREQ Procedure

         Statistics for Table of year by germtype

Statistic                      DF      Value      Prob
------------------------------------------------------
Chi-Square                     12     34.0574    0.0007
Likelihood Ratio Chi-Square    12     34.7179    0.0005
Mantel-Haenszel Chi-Square      1      0.5853    0.4442
Phi Coefficient                        0.1129
Contingency Coefficient                0.1121
Cramer's V                             0.0652

              Sample Size = 2674
```

2. χ^2检验结果

```
              Fisher's Exact Test
         ------------------------------
         Table Probability (P)   2.545E-23
         Pr <= P                         .

              Sample Size = 2674
```

3. Fisher 确切概率法结果

图 10-1 例 10-1 的 SAS 计算结果

例 10-1 的 SAS 计算结果由三部分组成：

第一部分是年份与致病菌株的列联表，其各计算结果解释见前述内容，表中 6 个格子的理论频数（Expected）均大于 5。

第二部分是 χ^2 检验的结果。本例各理论频数大于 5，符合直接 χ^2 检验条件。χ^2 = 34.057，P = 0.0007 < 0.05，即不同年份呼吸道感染常见致病菌构成比差异有统计学意义，可认为不同年份的致病菌种类构成比不同。

第三部分是 Fisher's 确切概率计算法结果，以科学计数法显示，双侧概率 P = 2.545E-23，即 2.545×10^{-23}，见图 10-1。注意：本例不适合 Fisher's 确切概率法的计算条件。

2. SPSS 的计算

[操作步骤]　例 10-1 的 SPSS 操作步骤 SPSSP10-1：

打开 d10-1. sav 文件，在 SPSS 程序中按以下步骤操作：

Analyze
　Descriptive Statistics
　　Crosstabs
　　　Row（s）：[year]
　　　Column（s）：[germtype]
　　　Exact
　　　　⊙ Exact
　　　　Continue
　　　Statistics
　　　　☑ chi-square
　　　　Continue
　　　Cells
　　　　Counts
　　　　　☑ Observed
　　　　　☑ Expe cted
　　　　Percentages
　　　　　☑ Row
　　　　Continue
　　　OK

[计算结果]　例 10-1 的 SPSS 计算结果：

year * germtype Crosstabulation

| | | | germtype | | | | |
			1	2	3	4	Total
year	1	Count	123	161	55	89	428
		Expected Count	129.5	146.6	83.4	68.5	428.0
		% within year	28.7%	37.6%	12.9%	20.8%	100.0%
	2	Count	180	232	137	92	641
		Expected Count	193.9	219.6	124.9	102.6	641.0
		% within year	28.1%	36.2%	21.4%	14.4%	100.0%
	3	Count	168	162	84	86	500
		Expected Count	151.3	171.3	97.4	80.0	500.0
		% within year	33.6%	32.4%	16.8%	17.2%	100.0%
	4	Count	143	163	101	74	481
		Expected Count	145.5	164.8	93.7	77.0	481.0
		% within year	29.7%	33.9%	21.0%	15.4%	100.0%
	5	Count	195	198	144	87	624
		Expected Count	188.8	213.8	121.6	99.9	624.0
		% within year	31.3%	31.7%	23.1%	13.9%	100.0%
Total		Count	809	916	521	428	2674
		Expected Count	809.0	916.0	521.0	428.0	2674.0
		% within year	30.3%	34.3%	19.5%	16.0%	100.0%

1. 年份与致病菌种类的频数表

Chi-Square Tests

	Value	df	Asymp. Sig. (2-sided)	Exact Sig. (2-sided)	Exact Sig. (1-sided)	Point Probability
Pearson Chi-Square	34.057[a]	12	.001	.000		
Likelihood Ratio	34.718	12	.001	.000		
Fisher's Exact Test	.000			.000		
Linear-by-Linear Association	.585[b]	1	.444	.000	.000	.000
N of Valid Cases	2674					

a. 0 cells (.0%) have expected count less than 5. The minimum expected count is 68.51.

b. The standardized statistic is .000.

2. χ^2 检验结果

图 10-2 例 10-1 的 SPSS 计算结果

例 10-1 的 SPSS 计算结果由两部分组成：

第一部分是分组与疗效的列联表。本例总例数 $N = 2674 \geqslant 40$，最小理论频数（region = 0，type = 0 时的 Expected Count）$T_{RC} = 68.5 \geqslant 5$，符合使用直接 χ^2 检验的条件。

第二部分是 χ^2 检验的结果。左下脚注 "a. 0 cells（.0%）have expected count less than 5. The minimum expected count is 68.51." 表示本例中 0 个单元格的理论频数小于 5，最小理论频数为 68.51。结合第一部分的结果总例数 $N = 200 \geqslant 40$，因此本例应用直接 χ^2 检验（Pearson Chi-Square）的计算结果：$\chi^2 = 34.057$，$P = 0.001 < 0.05$，各年份病菌构成比差异有统计学意义，即可认为不同年份的致病菌种类构成比不同。其他计算结果包括：似然比 χ^2 检验（Likelihood Ratio）、确切概率计算法（Fisher's Exact Test）、线性相关性检验（Linear-by-Linear Association）和有效分析例数（N of Valid Cases），不需要时可以忽略，见图 10-2。

第二节 频数表数据的分析

频数表数据的两个多项无序分类变量间关系分析，是指结果变量和影响变量都为多项无序分类变量，并按照一个分类变量的多个结果与另一个分类变量的多个结果交叉排列的频数表形式给出的数据分析，目的是比较各组间构成比的差异，应用 $R \times C$ 行列表的 χ^2 检验，也称双向无序 $R \times C$ 列联表 χ^2 检验。其中，频数表数据可以直接获得，或由数据库数据转换而来。

（一）实例

例 10-2 为调查某汉、布依、苗、黎和彝族聚居地不同民族育龄妇女避孕现状，对该聚居地 599 名育龄期妇女的避孕方式进行调查，其结果见表 10-2。试分析不同民族育龄期妇女选择的避孕方式是否有差异？

表 10-2 不同民族育龄期妇女选择的避孕方式

民族	避孕方式			合计
	节育环	结扎术	避孕药	
汉	187	76	23	286
布依	67	67	6	140
苗	32	16	15	63
黎	15	33	7	55
彝	24	18	13	55
合计	325	210	64	599

（二）实例分析

例 10-2 数据是含两个多项无序分类变量的频数表数据，其中影响变量是民族（1、2、3、4、5），有汉族、布依族、苗族、黎族和彝族 5 个；结果变量是避孕方式（1、2、3），有节育环、结扎术和避孕药 3 种。研究目的是，分析不同民族育龄期妇女选择的避孕方式是否存在差异，即分析其选择避孕方式的构成比是否存在差异，故属于多项无序分类变量与多项无序分类变量关系分析，首选 $R \times C$ 行列表的 χ^2 检验。

（三）软件计算

1. SAS 的计算

[**操作程序**] 例 10-2 的 SAS 操作程序 SASP10_2：

```
libname sas"F：\ data \ sas"；        /*新建永久逻辑库，定义逻辑库名为（数据库库名）
                                        sas，指定保存路径为 F：\ sas \ data */
proc freq data = sas. d10_2；          /*调用 freq 过程，选择 sas. d10_2 数据集*/
weight f；                             /*对 f 变量进行加权*/
tables nation * contraception         /*作 nation * contraception 的频数表*/
/chisq expected；                      /*对频数表作卡方检验，并计算理论频数*/
run；
```

[**计算结果**] 例 10-2 的 SAS 计算结果：

The FREQ Procedure

Table of nation by contraception

```
nation     contraception

Frequency |
Expected  |
Percent   |
Row Pct   |
Col Pct   |        1|        2|        3|  Total
----------+--------+--------+--------+
        1 |    187 |     76 |     23 |    286
          | 155.18 | 100.27 | 30.558 |
          |  31.22 |  12.69 |   3.84 |  47.75
          |  65.38 |  26.57 |   8.04 |
          |  57.54 |  36.19 |  35.94 |
----------+--------+--------+--------+
        2 |     67 |     67 |      6 |    140
          |  75.96 | 49.082 | 14.958 |
          |  11.19 |  11.19 |   1.00 |  23.37
          |  47.86 |  47.86 |   4.29 |
          |  20.62 |  31.90 |   9.38 |
----------+--------+--------+--------+
        3 |     32 |     16 |     15 |     63
          | 34.182 | 22.087 | 6.7312 |
          |   5.34 |   2.67 |   2.50 |  10.52
          |  50.79 |  25.40 |  23.81 |
          |   9.85 |   7.62 |  23.44 |
----------+--------+--------+--------+
        4 |     15 |     33 |      7 |     55
          | 29.841 | 19.282 | 5.8765 |
          |   2.50 |   5.51 |   1.17 |   9.18
          |  27.27 |  60.00 |  12.73 |
          |   4.62 |  15.71 |  10.94 |
----------+--------+--------+--------+
        5 |     24 |     18 |     13 |     55
          | 29.841 | 19.282 | 5.8765 |
          |   4.01 |   3.01 |   2.17 |   9.18
          |  43.64 |  32.73 |  23.64 |
          |   7.38 |   8.57 |  20.31 |
----------+--------+--------+--------+
    Total      325      210       64      599
             54.26    35.06    10.68   100.00
```

1. 民族与避孕方式的列联表

The FREQ Procedure

Statistics for Table of nation by contraception

Statistic	DF	Value	Prob
Chi-Square	8	66.4261	<.0001
Likelihood Ratio Chi-Square	8	62.9908	<.0001
Mantel-Haenszel Chi-Square	1	29.8503	<.0001
Phi Coefficient		0.3330	
Contingency Coefficient		0.3160	
Cramer's V		0.2355	

Sample Size = 599

2. χ^2 检验结果

图 10-3 例 10-2 的 SAS 计算结果

例 10-2 的 SAS 计算结果由三部分组成：

第一部分是不同民族妇女与避孕方式的列联表，所有理论频数均大于 5。

第二部分是卡方检验结果。本例理论频数大于 5，符合直接 χ^2 检验条件，$\chi^2 = 66.4261$，$P < 0.0001$，不同民族育龄期妇女选择的避孕方式的构成比差异有统计学意义，可认为不同民族育龄期妇女选择避孕的方式不同，见图 10-3。

2. SPSS 的计算

[操作步骤]　例 10-2 的 SPSS 操作步骤 SPSSP10-2：

打开 d10-2. sav 文件，在 SPSS 程序中按以下步骤操作：

Data
  Weight Cases
    ⊙ **Weight cases by**
      Frequency Variable：f
    OK
Analyze
  Descriptive Statistics
    Crosstabs
      Row（s）：[nation]
      Column（s）：[contraception]
    Statistics
      ☑ chi-square
      Continue
    Cells
      Counts
        ☑ Observed
        ☑ Expe cted
      Percentages
        ☑ Row
      Continue
    OK

[计算结果]　例 10-2 的 SPSS 计算结果：

nation * contraception Crosstabulation

			contraception			Total
			1	2	3	
nation	1	Count	187	76	23	286
		Expected Count	155.2	100.3	30.6	286.0
		% within nation	65.4%	26.6%	8.0%	100.0%
	2	Count	67	67	6	140
		Expected Count	76.0	49.1	15.0	140.0
		% within nation	47.9%	47.9%	4.3%	100.0%
	3	Count	32	16	15	63
		Expected Count	34.2	22.1	6.7	63.0
		% within nation	50.8%	25.4%	23.8%	100.0%
	4	Count	15	33	7	55
		Expected Count	29.8	19.3	5.9	55.0
		% within nation	27.3%	60.0%	12.7%	100.0%
	5	Count	24	18	13	55
		Expected Count	29.8	19.3	5.9	55.0
		% within nation	43.6%	32.7%	23.6%	100.0%
Total		Count	325	210	64	599
		Expected Count	325.0	210.0	64.0	599.0
		% within nation	54.3%	35.1%	10.7%	100.0%

1. 民族与避孕方式的列联表

Chi-Square Tests

	Value	df	Asymp. Sig. (2-sided)
Pearson Chi-Square	66.426[a]	8	.000
Likelihood Ratio	62.991	8	.000
Linear-by-Linear Association	29.850	1	.000
N of Valid Cases	599		

a. 0 cells (.0%) have expected count less than 5. The minimum expected count is 5.88.

2. χ^2 检验结果

图 10-4　例 10-2 的 SPSS 计算结果

例 10-2 的 SPSS 计算结果由两部分组成：

第一部分是民族与避孕方式的列联表。本例总例数 $N = 599 \geqslant 40$，所有格子的理论频数（Expected count）大于 5，符合使用直接 χ^2 检验的条件。

第二部分是 χ^2 检验的结果，$\chi^2 = 66.426$，$P < 0.01$，不同民族育龄期妇女选择的避孕方式的构成比的差异有统计学意义，即可认为不同民族育龄期妇女选择避孕的方式不同，见图 10-4。

第十一章

多项有序分类变量与多项无序分类变量关系的分析

<<<<<

多项有序分类变量与多项无序分类变量关系的分析是指影响变量为多项无序分类变量，而结果变量为多项有序分类变量时变量间关系的分析，比较多项无序分类变量各类别间有序分类变量等级程度的差异，如三种不同治疗方法治疗效果（无效、有效、显效、痊愈）的比较，甲、乙、丙不同类型肝炎患者病情程度（轻、中、重）的分析等。常常应用独立多样本的秩和检验，即 Kruskal-Wallis H 秩和检验，是非参数检验的一种。

Kruskal-Wallis H 秩和检验的过程、公式与条件如下：

（1）将数据统一由小到大编秩：同一类别（组）样本的相同数据顺序编秩，不同类别（组）样本的相同数据则取平均秩；

（2）计算 H 统计量：

$$ H = \frac{12}{n(n+1)} \sum \frac{R_i^2}{n_i} - 3(n+1) \qquad \text{（式11-1）} $$

式中，R_i：各类别（组）的秩和；n_i：各类别（组）对应的例数；$n = \sum n_i$。

$n_i = 5$ 且类别（组）数 $g \leq 3$，查 H 界值表确定 P 值；若 $n_i > 5$，或 $g > 3$ 用近似 χ^2 检验，计算 H 值确定 P 值。如组间存在统计学差异，用扩展 t 检验进行两两比较。

若有相同秩次时，应计算校正值 H_c：

$$ H_c = H/C = \frac{H}{1 - \sum (t_j^3 - t_j)/(N^3 - N)} \qquad \text{（式11-2）} $$

式中，t_j：第 j 个相同秩次的个数。

本例，$n_i > 5$，或 $g > 3$ 用近似 χ^2 检验。

多项有序分类变量与多项无序分类变量关系的分析，有数据库数据的分析和频数表数据的分析两种。

第一节 数据库数据的分析

数据库数据的多项有序分类变量与多项无序分类变量关系影响的分析，是指结果变量和影响变量用数据库形式给出的多项有序分类变量与多项无序分类变量间关系的分析，比较多个独立样本组间有序分类变量的程度差异，应用 Kruskal-Wallis H 秩和检验。

（一）实例

例 11-1 为了比较不同疗法治疗乙型肝炎的效果，将 248 名乙型肝炎患者随机分为三组，分别以甲、乙、丙三种疗法进行治疗，观察其疗效（无效、好转、显效和治愈），结果见表 11-1。问这三种治疗方法的效果是否存在差异？

表 11-1　3 种疗法治疗乙型肝炎的效果

编号	疗法	疗效
1	1	1
2	1	1
…	…	…
248	3	4

注：疗法（1，2，3）分别为甲疗法、乙疗法、丙疗法；疗效（1，2，3，4）分别为无效、好转、显效和治愈。

（二）实例分析

例 11-1 数据属于一个多项有序分类变量与一个多项无序分类变量关系分析的数据库数据。其中，结果变量是疗效（effect = 1，2，3，4），分成无效、好转、显效和治愈等，为多项有序分类变量；影响变量是疗法（group = 1，2，3），有甲、乙、丙 3 种治疗方法，为多项无序分类变量。分析目的是比较三种不同疗法的疗效是否存在差异，故该分析属于数据库数据多项有序分类变量与多项无序分类变量的关系分析，应用 Kruskal-Wallis H 秩和检验。

（三）软件计算

1. SAS 的计算

[操作程序]　例 11-1 的 SAS 操作程序 SASP11_1：

```
libname sas " F：\ data \ sas";          /＊新建永久逻辑库，定义逻辑库名（数据
                                           库库名）sas，指定保存路径为 F：\ data \
                                           sas ＊/

proc npar1way wilcoxon data = sas. d11_1;  /＊调用 npar1way 过程，选择 sas. d11_1 数
                                           据集 ＊/
var effect;                               /＊定义分析变量为 effect ＊/
class group;                              /＊定义分析变量为 group ＊/
run;
proc rank data = sas. d11_1 out = a;       /＊调用 rank 过程，选择 sas. d11_1 数据集，
                                           结果输出至临时数据集 a
var effect;                               /＊定义分析变量为 effect ＊/
ranks r;                                  /＊对变量进行排秩 ＊/
proc anova;                               /＊调用 anova 过程 ＊/
class group;
```

```
model r = group;
means group/lsd;
run;
```

[计算结果]　　例 11-1 的 SAS 计算结果：

```
                    The NPAR1WAY Procedure

        Wilcoxon Scores (Rank Sums) for Variable effect
                   Classified by Variable group

                    Sum of    Expected    Std Dev      Mean
group     N        Scores    Under H0    Under H0     Score
-------------------------------------------------------------
1        82       9071.00    10209.0    506.088237  110.621951
2       100      12454.50    12450.0    527.710980  124.545000
3        66       9350.50     8217.0    475.415060  141.674242

            Average scores were used for ties.
```

1. 各组秩次

```
              Kruskal-Wallis Test

        Chi-Square        7.5562
        DF                     2
        Pr > Chi-Square   0.0229
```

2. Kruskal – Wallis H 检验结果

```
              The ANOVA Procedure

              t Tests (LSD) for r

NOTE: This test controls the Type I comparisonwise error rate, not the experimentwise error rate.

        Alpha                        0.05
        Error Degrees of Freedom      245
        Error Mean Square         4560.576
        Critical Value of t        1.96969

    Comparisons significant at the 0.05 level are indicated by ***.

                   Difference
           group   Between      95% Confidence
        Comparison  Means          Limits

           3 - 2    17.129    -3.966   38.225
           3 - 1    31.052     9.055   53.049  ***
           2 - 3   -17.129   -38.225    3.966
           2 - 1    13.923    -5.894   33.740
           1 - 3   -31.052   -53.049   -9.055  ***
           1 - 2   -13.923   -33.740    5.894
```

3. 两两比较结果

图 11-1　例 11-1 的 SAS 计算结果

例 11-1 的 SAS 计算结果由三部分组成：

第一部分为各组秩次，甲疗法（group = 1）的平均秩（Mean Score）为 110.62，乙疗法（group = 2）的平均秩（Mean Score）为 124.55，丙疗法（group = 3）的平均秩（Mean Score）为 141.67。

第二部分为 Kruskal- Wallis H 检验结果，可见：H（Chi-Square）= 7.5562，P = 0.0229 < 0.05，不同疗法的疗效差异有统计学意义，即三种疗法的治疗效果有所不同。

第三部分为不同疗法的两两比较结果（采用秩变换技术结合完全随机设计的方差分析进行两两比较），在 0.05 的检验水准上差异有统计学意义的比较组以 ＊ ＊ ＊ 表示。结果显示，甲疗法与丙疗法差异有统计学意义。结合各组平均秩（Mean Score）分析，可知丙疗法（141.67）疗效优于甲疗法（110.62），见图 11-1。

2. SPSS 的计算

[操作步骤]　　例 11-1 的 SPSS 操作步骤 SPSSP11-1：

打开 d11-1. sav 文件，在 SPSS 程序中按以下步骤操作：

Analyze

　　Nonparametric Test

K Independent Samples

    Test Variable：［effect］

    Grouping Variable：［group］

      Define Range：

        Range for Grouping Variable

    Minimum：1

    Maximum：3

    Continue

Test Type：☑Kruskal-Wallis H

    OK

两两比较：

Transform

    Rank Cases

      Variable：［effect］

      OK

Analyze

    General Linear Model

      Univariate

        Dependent Variable：RANK of effect ［Reffect］

        Fixed Factor（s）：［group］

        Model：

          Specify Model：⊙ Custom

        Build Term（s）：Main effects

        Model：Group

        Continue

      Post Hoc：

      Post Hoc Tests for：group

      Equal Variances Assumed：☑S-N-K

      Continue

    OK

［计算结果］　例 11-1 的 SPSS 计算结果：

Ranks

	group	N	Mean Rank
effect	1	82	110.62
	2	100	124.55
	3	66	141.67
	Total	248	

1. 三种疗法的平均秩

Test Statistics[a,b]

	effect
Chi-Square	7.556
df	2
Asymp. Sig.	.023

a. Kruskal Wallis Test

b. Grouping Variable: group

2. Kruskal Wallis H 检验结果

RANK of effect

Student-Newman-Keuls[a,b,c]

group	N	Subset 1	Subset 2
1	82	110.62195	
2	100	124.54500	124.54500
3	66		141.67424
Sig.		.193	.109

Means for groups in homogeneous subsets are displayed.

Based on Type III Sum of Squares

The error term is Mean Square(Error) = 4560.576.

a. Uses Harmonic Mean Sample Size = 80.329.

b. The group sizes are unequal. The harmonic mean of the group sizes is used. Type I error levels are not guaranteed.

c. Alpha = .05.

3. 两两比较结果（SNK 法）

图 11-2　例 11-1 的 SPSS 计算结果

例 11-1 的 SPSS 计算结果由三部分组成：

第一部分为各组秩次，甲疗法的平均秩（Mean Score）为 110.62，乙疗法的平均秩（Mean Score）为 124.55，丙疗法的平均秩（Mean Score）为 141.67。

第二部分为 Kruskal- Wallis H 检验结果，可见：H（Chi- Square）= 7.556，$P = 0.023$ < 0.05，不同疗法的疗效差异有统计学意义，即三种疗法的疗效有所不同。

第三部分为不同疗法两两比较的结果（采用秩变换技术结合完全随机设计的方差分析进行两两比较）。其中，同一子集（Subset）内各组差异无统计学意义，如子集 1 中的甲疗法与乙疗法、子集 2 中的乙疗法与丙疗法；不同子集间各组差异有统计学意义，如子集 1 的甲疗法与子集 2 的丙疗法，即甲疗法与丙疗法差异有统计学意义。结合各分组平均秩（Mean Score）分析，可知丙疗法（141.67）疗效优于甲疗法（110.62），见图 11-2。

第二节　频数表数据的分析

频数表数据的多项有序分类变量与多项无序分类变量关系的分析，是指结果变量为多项有序分类变量、影响变量为多项无序分类变量，应用交叉频数表形式给出的两个变量间关系的数据分析，常常比较多项无序分类变量类别（组）间有序分类变量等级的程度差异是否具有统计学意义，即多样本有序变量程度差异的比较，应用独立多样本的 Kruskal-Wallis *H* 秩和检验。

多项有序分类变量与多项无序分类变量关系分析的频数表数据可以直接获得，或由数据库数据转换而得。

（一）实例

例 11-2　三种不同疾病患者痰液内白细胞多少的检查结果见表 11-2，问三种疾病患者痰液中白细胞多少有无程度差别？

表 11-2　三种不同疾病患者痰液中白细胞的检查结果

疾病类型	白细胞程度				合计
	－	＋	＋＋	＋＋＋	
支气管扩张	0	2	9	6	17
肺水肿	3	5	5	2	15
病毒性呼吸道感染	3	5	3	0	11
合计	6	12	17	8	43

（二）实例分析

例 11-2 数据是含一个多项有序分类变量和一个多项无序分类变量的频数表数据。其中，结果变量是白细胞程度（WBC = 1，2，3，4），分别为没有（－）、少许（＋）、较多（＋＋）和很多（＋＋＋）4 个等级，属于多项有序分类变量；影响变量是疾病类型（disease = 1，2，3），有支气管扩张、肺水肿和病毒性呼吸道感染 3 种，属于多项无序分类变量。研究目的是比较不同类型的疾病患者痰液中白细胞多少是否存在程度差异，故对该数据的分析属于频数表数据多项有序分类变量与多项无序分类变量关系的分析，应用 Kruskal-Wallis *H* 秩和检验。

（三）软件计算

1. SAS 的计算

[操作程序]　例 11-2 的 SAS 操作程序 SASP11-2：

```
libname sas " F：\ data \ sas"；              /＊新建永久逻辑库，定义逻辑库名（数
                                              据库库名）sas，指定保存路径为 F：\ da-
                                              ta \ sas ＊/
proc freq data = sas. d11_2；                 /＊调用 freq 过程，选择 sas. d11_2 数据集 ＊/
tables disease ＊ WBC；                       /＊作 disease ＊ WBC 的频数表 ＊/
weight f；                                    /＊对 f 变量进行加权 ＊/
data a；                                      /＊新建临时数据集并命名为 a ＊/
set sas. d11_2；                              /＊导入 sas. d11_2 数据集数据 ＊/
do i = 1 to f；                               /＊用 do 循环生成数据库数据 ＊/
output；
```

```
end;
proc npar1way wilcoxon;                        /*调用 npar1way 过程*/
var WBC;                                        /*定义分析变量为 WBC*/
class disease;                                  /*定义分析组变量为 disease*/
run;
proc rank data = a out = b;                     /*调用 rank 过程，选择 a 数据集，结果输
                                                  出至 b 临时数据集*/
var WBC;                                         /*定义分析变量为 WBC*/
ranks r;                                         /*对变量进行排秩*/
proc anova;                                      /*调用 anova 过程*/
class disease;
model r = disease;
means disease/lsd;
run;
```

[计算结果]　　例 11-2 的 SAS 计算结果：

The NPAR1WAY Procedure

Wilcoxon Scores (Rank Sums) for Variable WBC
Classified by Variable disease

disease	N	Sum of Scores	Expected Under H0	Std Dev Under H0	Mean Score
1	17	505.0	374.0	38.356917	29.705882
2	15	287.0	330.0	37.390149	19.133333
3	11	154.0	242.0	34.229762	14.000000

Average scores were used for ties.

1. 各组秩次

Kruskal-Wallis Test

```
Chi-Square        12.8326
DF                      2
Pr > Chi-Square    0.0016
```

2. Kruskal - Wallis Test 结果

The ANOVA Procedure

t Tests (LSD) for r

NOTE: This test controls the Type I comparisonwise error rate, not the experimentwise error
      rate.

```
Alpha                      0.05
Error Degrees of Freedom     40
Error Mean Square      104.3691
Critical Value of t     2.02108
```

Comparisons significant at the 0.05 level are indicated by ***.

disease Comparison	Difference Between Means	95% Confidence Limits		
1 - 2	10.573	3.258	17.887	***
1 - 3	15.706	7.716	23.696	***
2 - 1	-10.573	-17.887	-3.258	***
2 - 3	5.133	-3.063	13.330	
3 - 1	-15.706	-23.696	-7.716	***
3 - 2	-5.133	-13.330	3.063	

3. 两两比较结果

图 11-3　例 11-2 的 SAS 计算结果

例 11-2 的 SAS 计算结果由三部分组成：

第一部分为各组秩次，支气管扩张（disease =1）的平均秩（Mean Score）为 29.71，肺水肿（disease =2）的平均秩（Mean Score）为 19.13，病毒性呼吸道感染（disease =3）

的平均秩（Mean Score）为 14.00。

第二部分为 Kruskal-Wallis H 检验结果：H（Chi-Square）= 12.8326，$P = 0.0016 < 0.05$，说明不同类型疾病患者的痰液中白细胞多少存在程度差异。

第三部分为不同疗法的两两比较结果，结合各类别（组）平均秩（Mean Score）分析可知，支气管扩张患者的白细胞（29.71）多于病毒性呼吸道感染（14.00）和肺水肿患者（19.13），但病毒性呼吸道感染患者与肺水肿患者痰液中白细胞程度没有统计学差异，见图 11-3。

2. SPSS 的计算

[操作步骤]　例 11-2 的 SPSS 操作步骤 SPSSP11-2：

打开 d11-2. sav 文件，在 SPSS 程序中按以下步骤操作：

Data

　　Weight Cases

　　　　Weight cases by

　　　　　　Frequency Variable：[f]

Analyze

　　Nonparametric Test

　　　　K Independent Samples

　　　　　　Test Variable：[WBC]

　　　　　　Grouping Variable：[disease]

　　　　　　　　Define Range：

　　　　　　　　Range for Grouping Variable

　　　　　　　　Minimum：1

　　　　　　　　Maximum：3

　　　　　　　　Continue

　　　　　　Test Type：☑Kruskal-Wallis H

　　　　OK

两两比较：

Transform

　　Rank Cases

　　　　Variable：[WBC]

　　　　OK

Analyze

　　General Linear Model

　　　　Univariate

　　　　Dependent Variable：RANK of WBC [RWBC]

　　　　Fixed Factor（s）：[disease]

　　　　Model：

　　　　　　Specify Model：⊙ **Custom**

　　　　　　Build Term（s）：Main effects

Model：Group
Continue
Post Hoc：
Post Hoc Tests for：group
Equal Variances Assumed：☑S- N- K
Continue
OK

［计算结果］　　例 11-2 的 SPSS 计算结果：

Ranks

	disease	N	Mean Rank
WBC	1	17	29.71
	2	15	19.13
	3	11	14.00
	Total	43	

1. 平均秩次

Test Statistics^{a,b}

	WBC
Chi-Square	12.833
df	2
Asymp. Sig.	.002

a. Kruskal Wallis Test

b. Grouping Variable: disease

2. Kruskal Wallis H 检验结果

RANK of WBC

Student-Newman-Keuls^{a,b,c}

disease	N	Subset	
		1	2
3	11	14.00000	
2	15	19.13333	
1	17		29.70588
Sig.		.193	1.000

Means for groups in homogeneous subsets are displayed.
Based on Type III Sum of Squares
The error term is Mean Square(Error) = 104.369.

a. Uses Harmonic Mean Sample Size = 13.863.

b. The group sizes are unequal. The harmonic mean of the group sizes is used. Type I error levels are not guaranteed.

c. Alpha = .05.

3. 两两比较结果

图 11-4　例 11-2 的 SPSS 计算结果

例 11-2 的 SPSS 计算结果由三部分组成：

第一部分为各类别（组）平均秩次，支气管扩张（disease = 1）的平均秩（Mean Score）为 29.71，肺水肿（disease = 2）的平均秩（Mean Score）为 19.13，病毒性呼吸道感染（disease = 3）的平均秩（Mean Score）为 14.00。

第二部分为 Kruskal-Wallis H 检验结果：H（Chi-Square）= 12.8336，$P = 0.002 < 0.05$，不同疾病白细胞程度的差异有统计学意义，即不同疾病的痰液中白细胞多少存在程度的差异。

第三部分为不同疗法的两两比较结果，结合各类别（组）平均秩（Mean Score）分析可知，支气管扩张患者的白细胞（29.71）多于病毒性呼吸道感染（14.00）和肺水肿患者（19.13），但病毒性呼吸道感染患者与肺水肿患者的白细胞没有统计学差异，见图 11-4。

第十二章

数值变量与多项无序分类变量
关系的分析

<<<<<

数值变量与多项无序分类变量关系的分析，是指结果变量为数值变量，影响变量为多项无序分类变量时两个变量间关系的分析，比较多项无序分类变量的各分类组间数值变量的均数是否具有统计学差异，如分析不同职业人群的血总胆固醇含量是否存在差异，不同地区人群的血压水平是否相同等，一般采用完全随机设计的方差分析。方差分析要求数据满足独立性，即不同分类组间没有相互作用或互相影响，此外还要求各分类组的数值变量符合正态性和方差齐性。

在多类别组数值变量数据的方差分析中，研究目的通常是推断各类别组平均水平是否相同，或判断类别组间均值是否存在差异。在实际数据中，各类别组的平均数往往与所有观察值的总均数不相等，各样本组的平均数也互不相等，这可能是不同的处理因素（即本质因素，如类别不同的原因）造成的，也可能是随机误差造成的。因此方差分析将数据中所有观察值间的变异（称为总变异）按设计和需要分解成两个或多个组成部分，然后将各部分变异与随机误差进行比较，判断各部分的变异是否具有统计学意义。

总变异既包含处理组（类别组）的作用，也包含随机误差的作用，其计算公式为：

$$SS_{总} = \sum_i \sum_j (X_{ij} - \overline{X})^2 \qquad 式（12-1）$$

$$\nu_{总} = N - 1 \qquad 式（12-2）$$

$$MS_{总} = \frac{SS_{总}}{\nu_{总}} \qquad 式（12-3）$$

其中，$SS_{总}$ 为各观测值 X_{ij} 与总均数 $\overline{X}$ 差值的平方和；$\nu_{总}$ 为总自由度，N 为总观察例数；$MS_{总}$ 为总均方。

组间变异包含处理组的作用和随机误差的作用，其计算公式为：

$$SS_{组间} = \sum_i n_i (\overline{X}_i - \overline{X})^2 \qquad 式（12-4）$$

$$\nu_{组间} = \nu_1 = k - 1 \qquad 式（12-5）$$

$$MS_{组间} = \frac{SS_{组间}}{\nu_{组间}} \qquad 式（12-6）$$

其中 $SS_{组间}$ 为各组均数 $\overline{X}_i$ 与总均数 $\overline{X}$ 差值的平方和；$\nu_{组间}$ 为组间自由度，k 为组数；

$MS_{组间}$为组间均方。

组内变异仅包含随机误差的作用，其计算公式为：

$$SS_{组内} = \sum_i \sum_j (X_{ij} - \bar{X}_i)^2 = \sum_i (n_i - 1)S_i^2 \qquad \text{式 (12-7)}$$

$$\nu_{组内} = \nu_2 = N - k \qquad \text{式 (12-8)}$$

$$MS_{组内} = \frac{SS_{组内}}{\nu_{组内}} \qquad \text{式 (12-9)}$$

其中 $SS_{组内}$ 为各观测值 X_{ij} 与各组均数 $\bar{X}_i$ 差值的平方和；$\nu_{组内}$ 为组内自由度；$MS_{组内}$ 为组内均方。

方差分析的无效假设为 H_0：$\mu_1 = \mu_2 = \cdots = \mu_k$，即假设所有处理组的总体均数相等，备择假设 H_1：至少有两组的总体均数不等。数理统计学已证明，当无效假设 H_0 成立时：

$$F = \frac{MS_{组间}}{MS_{组内}} = \frac{SS_{组间}/\nu_{组间}}{SS_{组内}/\nu_{组内}} \sim F(k-1, N-k) \qquad \text{式 (12-10)}$$

当方差分析结果发现各组均数不全相同时，可进一步进行两两比较以确定哪两组均数不同。两两比较的方法有多种，本章主要介绍 SNK 法。

当各类别组数值变量符合正态性以及方差齐性时，按照其资料类型可分为数据库数据和"均数、标准差"类数据，均可通过软件直接进行计算。

第一节 数据库数据的分析

数据库数据的数值变量与多项无序分类变量关系的分析，是指结果变量和影响变量用数据库形式给出的数值变量与多项无序分类变量间关系的分析，应用完全随机设计的多个样本均数比较的方差分析，简称应用完全随机设计的方差分析。

（一）实例

例 12-1 某研究者为了考察三个研究组基线资料的可比性，收集了三组病人的体重和身高资料后计算体质指数（Body Mass Index，BMI），获得的 BMI 数据见表 12-1。问三组病例的 BMI 平均水平是否相同？

表 12-1 三组病例的 BMI（kg/m^2）

编号	分组	BMI
1	1	19.51
2	1	21.42
3	1	20.58
…	…	…
36	3	25.71
37	3	26.67

注：分组分为 1、2、3 分别表示 A 组、B 组、C 组。

（二）实例分析

例 12-1 数据是含有一个数值变量和一个多项无序分类变量的数据库数据。其中，结果变量是 BMI（kg/m^2），为数值变量；影响变量是分组（group = 1、2、3），分别为独立的 A、B、C 三组，为多项无序分类变量。目的是分析三组患者 BMI 值平均水平是否不同，故属于数值变量与多项无序分类变量关系的分析，如果各分组数据均来源于相互独立的样本（其总体也独立），满足正态性和方差齐性的条件，首先考虑完全随机设计的方差分析。

（三）软件计算

1. SAS 的计算

[操作程序]　　例 12-1 的 SAS 操作程序 SASP12_1：

libname sas " F：\ data \ sas " ;　　　　　　　／＊新建永久逻辑库，定义逻辑库名（数据库库名）sas，指定保存路径为 F：\ data \ sas ＊／

proc univariate normal noprint data = sas. d12_1 ;　　／＊调用 univariate 过程，选择 sas. d12_1 数据集＊／

class group ;　　　　　　　　　　　　　　　／＊定义分组变量为 group ＊／

var BMI ;　　　　　　　　　　　　　　　　　／＊定义分析变量为 BMI ＊／

output out = normaltest　　　　　　　　　　　／＊进行正态性检验过程，结果输出

normal = Shapiro_Wilk_value probn = Pr_value ;　　至 normaltest ＊／

run ;

proc print data = normaltest ;

run ;

proc glm data = sas. d12_1 ;　　　　　　　　　／＊方差分析及两两比较过程＊／

class group ;

model BMI = group ;

means group/HOVTEST ;

means group/snk ;

run ;

[计算结果]　　例 12-1 的 SAS 计算结果：

Obs	group	Shapiro_Wilk_value	Pr_value
1	1	0.96777	0.88609
2	2	0.94896	0.58261
3	3	0.92774	0.35673

1. 正态性检验结果

```
                              The GLM Procedure
Dependent Variable: BMI

                                      Sum of
      Source          DF           Squares     Mean Square   F Value   Pr > F
      Model            2         62.9563618      31.4781809     10.70   0.0002
      Error           34        100.0238814       2.9418789
      Corrected Total 36        162.9802432

            R-Square     Coeff Var      Root MSE      BMI Mean
            0.386282      7.531515      1.715191      22.77351

      Source          DF        Type I SS     Mean Square   F Value   Pr > F
      group            2      62.95636183     31.47818092     10.70   0.0002

      Source          DF      Type III SS     Mean Square   F Value   Pr > F
      group            2      62.95636183     31.47818092     10.70   0.0002
```

2. 方差分析的结果

```
                              The GLM Procedure

         Levene's Test for Homogeneity of BMI Variance
         ANOVA of Squared Deviations from Group Means

                         Sum of        Mean
      Source      DF    Squares       Square   F Value   Pr > F
      group        2    68.5465      34.2733      3.15    0.0556
      Error       34     370.0       10.8826
```

3. 方差齐性检验的结果

```
                     The GLM Procedure

      Level of        --------------BMI--------------
      group      N           Mean            Std Dev
      1          12      22.1758333          2.25540344
      2          13      21.6146154          1.33672246
      3          12      24.6266667          1.43421396
```

4. 统计描述

```
                     The GLM Procedure

         Student-Newman-Keuls Test for BMI

NOTE: This test controls the Type I experimentwise error rate under the complete null hypothesis
      but not under partial null hypotheses.

         Alpha                             0.05
         Error Degrees of Freedom            34
         Error Mean Square             2.941879
         Harmonic Mean of Cell Sizes  12.31579

         NOTE: Cell sizes are not equal.

      Number of Means            2              3
      Critical Range     1.4046633       1.693712

Means with the same letter are not significantly different.

      SNK Grouping        Mean      N    group
               A       24.6267     12     3
               B       22.1758     12     1
               B
               B       21.6146     13     2
```

5. 两两比较结果

图 12-1 例 12-1 的 SAS 计算结果

例 12-1 的 SAS 计算结果由五部分组成：

第一部分为正态性检验（Shapiro-Wilk 的 W 统计量）：A 组 $W = 0.96777$，$P = 0.88609 > 0.05$；B 组 $W = 0.94896$，$P = 0.58261 > 0.05$；C 组 $W = 0.92774$，$P = 0.35673 > 0.05$，均无统计学意义，认为这三组样本所来自的总体服从正态分布。

第二部分为方差分析的结果：$F = 10.70$，$P = 0.0002 < 0.05$，差异有统计学意义，即各组总体均数不全相等，三组病例的 BMI 平均水平不全相同。可进一步进行两两比较，确定组间差异。

第三部分内容为方差齐性检验结果，$F = 3.15$，$P = 0.0556 > 0.05$，差异无统计学意义，尚不能认为各组总体方差不等，进行上述方差分析是合适的。

第四部分为统计描述，三组的 BMI 值的（均数 ± 标准差）分别为（22.18 ± 2.26）、（21.61 ± 1.34）、（24.63 ± 1.43）。

第五部分为利用 SNK 法进行两两比较的结果，结果提示 A 组与 B 组的 BMI 平均水平差异无统计学意义，而 A 与 C、B 与 C 的 BMI 平均水平差异有统计学意义。结合第四部分三组的 BMI 值（均数 ± 标准差）可知，A 组和 B 组 BMI 值均小于 C 组。

2. SPSS 的计算

[操作步骤] 例 12-1 的 SPSS 操作步骤 SPSSP12-1：

打开 d12-1. sav 文件，在 SPSS 程序中按以下步骤操作：

Analyze

  Descriptive Statistics

    Explore

      Dependent list：BMI

      Factor List：group

      Plots

        ☑Normality plots with tests

        Continue

OK

Analyze

  Compare Means

    One-Way ANOVA

      Dependent list：BMI

      Factor：group

      Options

        ☑Descriptive

        ☑Homogeneity of variance test

        Continue

      Post Hoc

        ☑S-N-K

        Continue

      OK

[计算结果] 例 12-1 的 SPSS 计算结果：

Tests of Normality

	group	Kolmogorov-Smirnov[a]			Shapiro-Wilk		
		Statistic	df	Sig.	Statistic	df	Sig.
BMI	1	.151	12	.200*	.968	12	.886
	2	.149	13	.200*	.949	13	.583
	3	.203	12	.186	.928	12	.357

*. This is a lower bound of the true significance.

a. Lilliefors Significance Correction

1. 正态性检验结果

Descriptives

BMI

	N	Mean	Std. Deviation	Std. Error	95% Confidence Interval for Mean		Minimum	Maximum
					Lower Bound	Upper Bound		
1	12	22.1758	2.25540	.65108	20.7428	23.6088	18.31	25.69
2	13	21.6146	1.33672	.37074	20.8068	22.4224	19.40	23.66
3	12	24.6267	1.43421	.41402	23.7154	25.5379	21.48	26.67
Total	37	22.7735	2.12773	.34980	22.0641	23.4829	18.31	26.67

2. 统计描述

Test of Homogeneity of Variances

BMI

Levene Statistic	df1	df2	Sig.
2.620	2	34	.087

3. 方差齐性检验

ANOVA

BMI

	Sum of Squares	df	Mean Square	F	Sig.
Between Groups	62.956	2	31.478	10.700	.000
Within Groups	100.024	34	2.942		
Total	162.980	36			

4. 方差分析结果

BMI

Student-Newman-Keuls[a,b]

group	N	Subset for alpha = .05	
		1	2
2	13	21.6146	
1	12	22.1758	
3	12		24.6267
Sig.		.422	1.000

Means for groups in homogeneous subsets are displayed.

a. Uses Harmonic Mean Sample Size = 12.316.

b. The group sizes are unequal. The harmonic mean of the group sizes is used. Type I error levels are not guaranteed.

5. SNK 两两比较结果

图 12-2 例 12-1 的 SPSS 计算结果

例 12-1 的 SPSS 计算结果由五部分组成：

第一部分为正态性检验（Tests of Normality），本例三组试验组的样本量均小于 1000，选择 Shapiro-Wilk 的正态性检验结果，其中 A 组：$W = 0.968$，$P = 0.886$；B 组：$W = 0.949$，$P = 0.583$；C 组：$W = 0.928$，$P = 0.357$，均无统计学意义，尚不能认为这三组的

总体不服从正态分布。

第二部分为统计描述的结果，三组的 BMI 值（均数 ± 标准差）分别为：（22.18 ± 2.26），（21.61 ± 1.34），（24.63 ± 1.43）。

第三部分方差齐性检验（Test of Homogeneity of Variances），$F = 2.620$，$P = 0.087 > 0.05$，差异无统计学意义，尚不能认为各组总体方差不等，进行方差分析是合适的。

第四部分为方差分析结果（ANOVA），三组均数不全相等（Between Groups），$F = 10.700$，$P < 0.001$，差异有统计学意义，即三个试验组的 BMI 平均水平不全相等，可进行进一步的两两比较。

第五部分为 SNK 两两比较（Student-Newman-Keuls）结果，A 和 B 的 BMI 平均水平相同，而 A 与 C、B 与 C 则不同，结合第二部分可知，A 组和 B 组 BMI 值均小于 C 组。

第二节 "均数、标准差"类数据的分析

"均数、标准差"类数据，即均数加减标准差类数据，特指各类别组的特征数值以均数、标准差表示的数据，在文献报道中多见。"均数、标准差"类数据数值变量与多项无序分类变量关系的分析，是指结果变量为数值变量，影响变量为无序多项分类变量，用"均数、标准差"形式给出的数据分析，仍可应用完全随机设计的多个样本均数比较的方差分析。

要注意，"均数、标准差"类数据难以判断其正态性，但可分析其方差的齐同性。一般情况是，数值变量的集中趋势和离散趋势，在符合正态分布时用均数、标准差表示，不符合正态分布时用中位数与四分位间距表示，故本节对"均数、标准差"类数据视为服从正态分布。

（一）实例

例 12-2 某研究小组为探讨 miR-29a 与肺结核的关系，随机测定了活动性肺结核患者、潜伏结核感染者及健康对照组若干人的 miR-29a 核酸杂交的表达水平，计算结果如表 12-2。试分析三组 miR-29a 的表达水平是否不同。

表 12-2 三组不同人群 miR-29a 的表达水平（$\bar{x} \pm s$）

分组	例数	miR-29a
健康对照组	30	913.95 ± 104.73
潜伏结核感染者	25	4782.13 ± 567.81
活动性肺结核组	30	323.37 ± 54.38

（二）实例分析

例 12-2 数据是数值变量与多项无序分类变量关系分析的"均数、标准差"类数据，其中，结果变量是 miR-29a 核酸杂交的表达水平，为数值变量；影响变量是人群分组（group = 1，2，3），分有健康对照组、潜伏结核感染组、活动性肺结核组，为多项无序分类变量。本研究欲分析三组间 miR-29a 核酸杂交的表达水平是否不同，属于一个数值变量

和一个多项无序分类变量关系的"均数、标准差"类数据分析，应用完全随机设计的方差分析。

（三）软件计算

1. SAS 的计算

[操作程序] 例 12-2 的 SAS 操作程序 SASP12_2：

```
libnamesas " F：\ data \ sas";          /* 新建永久逻辑库，定义逻辑
                                           库名（数据库库名）sas，指定
                                           保存路径为 F：\ data \ sas */

data a;                                  /* 新建临时数据集 a */
set sas. d12_2;                          /* 导入 sas. d12_2 数据集数据 */
proc sql;                                /* 进行方差分析 */
create table b as
select sum (n) as N,
count (n) as k,
sum (n * x * * 2) - sum (n * x) * * 2/ sum (n) as SSZJ,
sum (s * * 2 * (n-1)) as SSZN
from a
quit;
data c;
set b;
MSZJ = SSZJ/ (k-1);
MSZN = SSZN/ (N-k);
F = MSZJ/MSZN;
P = 1- probf (F, k-1, N-k);
proc print data = c;
var F P;
run;
data d;                                  /* 进行两两比较 */
set c;
keep N k MSZN;
procs ql;
create table e as
select a1. group as group1, a2. group as group2,
a1. n as n1, a2. n AS n2,
a1. x AS x1, a2. x as x2
from a as a1, a as a2
where a1. group < a2. group;
create table f as
select e. *, d. *
```

```
from e , d;
quit;
data g;
set f;
dmean = x1 - x2;
sd = sqrt ( mszn * ( 1/n1 + 1/n2));
t = dmean/sd;
p = ( 1 - probt ( abs ( t ), n-k)) * 2;
proc print data = g;
var group1 group2 n1 n2 x1 x2dmean t p;
run;
```

[**计算结果**]　例 12-2 的 SAS 计算结果：

Obs	F	P
1	1566.82	0

1. 方差分析的结果

Obs	group1	group2	n1	n2	X1	X2	dmean	t	p
1	1	2	30	25	913.95	4782.13	-3868.18	-45.3322	0
2	1	3	30	30	913.95	323.37	590.58	7.2590	2.0093E-10
3	2	3	25	30	4782.13	323.37	4458.76	52.2534	0

2. 两两比较结果

图 12-3　例 12-2 的 SAS 计算结果

例 12-2 的 SAS 计算结果由两部分组成：

第一部分为方差分析的结果：$F = 1566.82$，$P < 0.001$，差异有统计学意义，即各组总体均数不全相等，三组人群 miR-29a 的表达水平不全相同。可进一步进行两两比较确认组间差异。

第二部分为两两比较的结果显示，健康对照组与潜伏结核感染组比较 t 值为 45.33、健康对照组与活动性肺结核组比较 t 值为 7.26、潜伏结核感染组与活动性肺结核组比较 t 值为 52.25，三组间两两比较的 P 值均小于 0.001，三组之间的 miR-29a 的表达水平差异有统计学意义，可以认为三组的 miR-29a 的表达水平各不相同。结合各组的均数可知，潜伏结核感染组的 miR-29a 的表达水平最高，次之为健康对照组，最低的为活动性肺结核组。

2. SPSS 的计算

[**操作步骤**]　例 12-2 的 SPSS 操作步骤 SPSSP12-2：

在 SPSS 中没有直接对均数标准差类型数据进行分析的模块，因此需要通过编程解决。

打开 d12-2.sav 文件，在 SPSS 程序中按 File→New→Syntax 操作后运行以下程序：

```
COMPUTE n = n1 + n2 + n3.                              计算总和 n
EXECUTE.
COMPUTE v = n-3.
EXECUTE.
```

COMPUTE   计算总体均数
m = (n1 * m1 + n2 * m2 + n3 * m3) / n.
EXECUTE.
COMPUTE   计算组间方差
ss1 = s1 * * 2 * (n1-1) + s2 * * 2 * (n2-1) + s3 * * 2 * (n3-1).
EXECUTE.
COMPUTE ms1 = ss1/v.   计算组间均方
EXECUTE.
COMPUTE   计算组内方差
ss2 = n1 * (m1-m) * * 2 + n2* (m2−m)* * 2 + n3* (m3−m)* * 2.
EXECUTE.
COMPUTE ms2 = ss2/2.   计算组内均方
EXECUTE.
COMPUTE F = ms2 / ms1.   计算 *F* 值
EXECUTE.
COMPUTE p = 1-CDF.F (F, 2, v).   计算 *P* 值
EXECUTE.
COMPUTE   健康对照组与潜伏
                                                                                  结核感染组比较

t1 = abs (m1 − m2) /sqrt (ms1 * (1/n1 + 1/n2)).
EXECUTE.
COMPUTE p1 = 1-CDF.T (t1, n1 + n2 − 2).
EXECUTE.
COMPUTE   健康对照组与活动
                                                                                  性肺结核组比较

t2 = abs (m1-m3) /sqrt (ms1 * (1/n1 + 1/n3))
EXECUTE.
COMPUTE p2 = 1-CDF.T (t2, n1 + n3 -2).
EXECUTE.
COMPUTE   潜伏结核感染组与
                                                                                  活动性肺结核组
                                                                                  比较

t3 = abs (m3-m2) /sqrt (ms1 * (1/n3 + 1/n2)).
EXECUTE.
COMPUTE p3 = 1-CDF.T (t3, n3 + n2-2).
EXECUTE.

[计算结果]   例 12-2 的 SPSS 计算结果:

F	p	t1	p1	t2	p2	t3	p3
1566.82	.00	45.33	.00	7.26	.00	52.25	.00

图 12-4 例 12-2 的 SPSS 计算结果

例子 12-2 的 SPSS 计算结果如图 12-4：

方差分析的结果：$F = 1566.82$，$P < 0.001$，差异有统计学意义，即各组总体均数不全相等，三组人群 miR-29a 的表达水平不全相同。进一步进行两两比较确认组间差异。两两比较的结果，健康对照组与潜伏结核感染组比较 t 值为 45.33、健康对照组与活动性肺结核组比较 t 值为 7.26、潜伏结核感染组与活动性肺结核组比较 t 值为 52.25，三组间两两比较的 P 值均小于 0.001，三组之间的 miR-29a 的表达水平差异有统计学意义，可以认为三组的 miR-29a 的表达水平各不相同。结合各组的均数可知，潜伏结核感染组的 miR-29a 的表达水平最高，次之为健康对照组，最低的为活动性肺结核组。

第十三章

二项分类变量与多项有序分类变量关系的分析

<<<<<

二项分类变量与多项有序分类变量关系的分析是指结果变量为二项分类变量，影响变量为多项有序分类变量间关系的分析，例如某病病情（轻、中、重）与死亡与否的关系、病人的血压程度（高、中、低）对是否中风的影响等，往往应用二项分类的 Logistic 回归进行分析，其回归模型简述如下：

假设以 Y 表示二项分类的结果变量，量化取值：$Y = \begin{cases} 1 & \text{疾病发生} \\ 0 & \text{疾病不发生} \end{cases}$，以 X 表示影响变量，在影响变量 X 的作用下发生疾病（$Y = 1$）的条件概率记为 $P = P\ (Y = 1 \mid X)$，则

$$P = \frac{e^{\beta_0 + \beta_1 X}}{1 + e^{\beta_0 + \beta_1 X}} \qquad 式（13-1）$$

那么，按式（13-1）定义的条件概率模型则为 Logistic 回归模型，其中 β_0 称为常数项或截距，β 称为影响变量 X 的 Logistic 回归系数。

如果对公式（13-1）作 logit 变换，则 Logistic 回归模型可以变换成下列线性等式：

$$\text{logit}(P) = \log\left(\frac{P}{1-P}\right) = \beta_0 + \beta_1 X \qquad 式（13-2）$$

可以推算，回归系数 β 与比值比（OR）存在着如下关系：

$$OR = e^{\beta} \qquad 式（13-3）$$

OR 的 95% 可信区间为：

$$CI_{OR} = e^{\beta \pm 1.96 S_\beta} \qquad 式（13-4）$$

其中，S_β 为回归系数 β 的标准误。

利用回归系数 β 或比值比 OR 值的大小，可以探讨影响变量的作用及其作用强度。当 $\beta = 0$，比值比 $OR = 1$ 时，表示影响变量 X 对疾病的发生不起作用；当 $\beta > 1$，比值比 $OR > 1$，表示该影响因素为危险因素；当 $\beta < 0$，比值比 $OR < 1$，表示该影响因素为保护因素。

推广到一般情况，如果有多个影响变量 X_1、X_2、$\cdots\cdots$、X_i，那么 Logistic 回归模型的表达式可写成：

$$\text{logit}(P) = \log\left(\frac{P}{1-P}\right) = \beta_0 + \beta_1 X_1 + \cdots + \beta_i X_i \qquad 式（13-5）$$

122

相应的 β_i 值分别为影响变量 X_1、X_2、……、X_i 的 Logistic 回归系数，可对应确定其影响变量的比值比 OR_1、OR_2、……、OR_i。

可见，Logistic 回归的种类较多，用途较为广泛，医学上常常用于筛选疾病的危险因素、预后因素，进行病因学分析，以及用于控制和校正混杂因素等。

一般来讲，Logistic 回归分析需要对拟合的 Logistic 回归模型进行检验，主要包括 3 部分：对回归系数的检验；对 Logistic 回归模型的拟合优度检验；对 Logistic 回归模型预测准确度的检验。

需要注意的是，不同的统计分析软件，在对 Logistic 回归模型进行检验时，所选择的方法及统计量的表示方式有所不同。此外，Logistic 回归分析是一类通过建立 Logistic 回归模型，研究结果变量为分类变量（包括二项分类或多项分类变量）与影响变量为数值变量或（和）分类变量之间关系的分析方法。按照结果变量类型的不同，可分为：二项分类 Logistic 回归（本章、第十七章介绍）、多项无序分类 Logistic 回归（第十四章、第十八章介绍）和多项有序分类 Logistic 回归（第十五章、第十九章介绍）。如果影响变量有两个或两个以上，则在第二十一章 Logistic 回归内容中予以描述。

二项分类 Logistic 回归分析有数据库数据分析和频数表数据分析两类。

第一节 数据库数据的分析

数据库数据的二项分类变量与多项有序分类变量间关系分析，是指结果变量为二项分类变量，影响变量为多项有序分类变量，且二项分类变量与多项有序分类变量用数据库形式给出的两个变量间关系的分析，常常应用二项分类 Logistic 回归模型分析不同等级水平对结果是否发生的影响及其影响程度。

注意，此处不宜作两样本比较的 Wilcoxon 秩和检验。

（一）实例

例 13-1 某医生为了解新生儿出生体重（分为低体重、正常体重和巨大儿）与新生儿黄疸发生与否的关系，收集了在该院出生的 376 名新生儿的出生体重与新生儿黄疸发生情况，结果的数据库数据见表 13-1，问新生儿出生体重是否影响新生儿黄疸的发生？

表 13-1 不同新生儿出生体重及新生儿黄疸情况

编号	体重分组	新生儿黄疸
1	1	0
2	1	0
…	…	…
82	2	0
83	2	0
…	…	…
376	3	1

注：分组中 1 为低体重儿，2 为正常体重儿，3 为巨大儿；新生儿黄疸中 0 为无新生儿黄疸，1 为有新生儿黄疸。

（二）实例分析

例 13-1 数据是含一个多项有序分类变量与一个二项分类变量的数据库数据，其中，影响变量是体重分组（group = 1，2，3），分为低体重儿、正常体重儿和巨大儿等 3 种，为多项有序分类变量；结果变量为新生儿黄疸是否发生（effect = 1，0），分为有发生和无发生 2 种，为二项分类变量。目的是了解新生儿黄疸是否发生与新生儿出生体重的关系，属于二项分类变量与多项有序分类变量的关系，分析方法采用二项分类的 Logistic 回归。

（三）软件计算

1. SAS 的计算

[操作程序]　例 13-1 的 SAS 操作程序 SASP13_1：

```
libname sas " F： \ data \ sas";            /＊新建永久逻辑库，定义逻辑库名（数据库
                                                库名）为 sas，指定路径为 F： \ data \ sas ＊/
proc logistic data = sas. d13_1;
class group （param = ref ref ='1'）;        /＊指定低体重组为参照＊/
model effect = group;                       /＊group 作为自变量，effect 作为因变量＊/
run;
```

[计算结果]　例 13-1 的 SAS 计算结果：

Response Profile

Ordered Value	effect	Total Frequency
1	0	136
2	1	240

Probability modeled is effect=1.

1. 反应变量的影响剖面

The LOGISTIC Procedure

Testing Global Null Hypothesis: BETA=0

Test	Chi-Square	DF	Pr > ChiSq
Likelihood Ratio	39.6523	2	<.0001
Score	37.5100	2	<.0001
Wald	34.5495	2	<.0001

2. 模型的拟合信息

Analysis of Maximum Likelihood Estimates

Parameter		DF	Estimate	Standard Error	Wald Chi-Square	Pr > ChiSq
Intercept		1	1.7491	0.3128	31.2749	<.0001
group	2	1	-1.7298	0.3421	25.5645	<.0001
group	3	1	-0.6039	0.4007	2.2712	0.1318

Odds Ratio Estimates

Effect	Point Estimate	95% Wald Confidence Limits	
group 2 vs 1	0.177	0.091	0.347
group 3 vs 1	0.547	0.249	1.199

3. 模型参数估计

图 13-1　例 13-1 的 SAS 计算结果

例 13-1 的 SAS 计算结果由三部分组成：

第一部分为反应变量的响应剖面（Response Profile）：反应变量的水平排序为升序，按照 effect = 1 的概率拟合模型。

第二部分为模型拟合信息结果：SAS 中对模型是否成立的检验（Testing Global Null Hypothesis）使用了似然比检验（Likelihood Ratio）、Score 检验和 Wald 检验三种方法。本例中似然比检验结果 $\chi^2 = 39.65$，$P < 0.05$；Score 检验结果 $\chi^2 = 37.51$，$P < 0.05$；Wald 检验结果 $\chi^2 = 34.55$，$P < 0.05$，见图 13.1。P 值均小于 0.05，故可以认为模型成立。

第三部分参数估计结果：以低体重儿组为参照，正常体重儿组（group 2）与低体重儿组（group 1）的 OR 值为 0.177，OR 的 95% CI 为（0.091，0.347）不包含 1，差异有统计学意义；巨大儿组（group 3）与低体重儿组（group 1）的 OR 值为 0.547，OR 的 95% CI 为（0.249，1.199）包含 1，差异无统计学意义。以上结果表明，正常体重儿患新生儿黄疸的风险是低体重儿的 0.177 倍，或者说，低体重儿患黄疸的风险较高，是正常体重儿的 5.650 倍。

2. SPSS 的计算

[操作步骤] 例 13-1 的 SPSS 操作步骤 SPSSP13-1：

打开 d13-1. sav 文件，在 SPSS 程序中按以下步骤操作：

Analyze

  Regression

    Binary Logistic Regression

      Dependent：［effect］

      Covariate：［group］

      Categorical variable

        Categorical Covariates：group

        Contrast：Indicator

        Reference Category：⊙First

        Change

      Continue

      Options

        ☑CI for exp（B）：95%

      OK

[计算结果] 例 13-1 的 SPSS 计算结果：

Omnibus Tests of Model Coefficients

		Chi-square	df	Sig.
Step 1	Step	39.652	2	.000
	Block	39.652	2	.000
	Model	39.652	2	.000

1. 模型系数的全局性检验结果

Variables in the Equation

		B	S.E.	Wald	df	Sig.	Exp(B)	95.0% C.I.for EXP(B) Lower	95.0% C.I.for EXP(B) Upper
Step 1	group			34.552	2	.000			
	group(1)	-1.730	.342	25.567	1	.000	.177	.091	.347
	group(2)	-.604	.401	2.272	1	.132	.547	.249	1.199
	Constant	1.749	.313	31.277	1	.000	5.750		

a. Variable(s) entered on step 1: group.

2. 参数检验结果

图 13-2　例 13-1 的 SPSS 计算结果

例 13-1 的 SPSS 计算结果由两部分组成：

第一部分模型系数的全局性检验结果显示：似然比 $\chi^2 = 39.65$，$P = 0.000 < 0.05$，故可认为该模型成立。

第二部分参数检验结果显示以低体重儿组为参照，正常体重儿组（group 2）与低体重儿组（group 1）的 OR 值为 0.177，OR 的 95% CI 为（0.091，0.347）不包含 1，差异有统计学意义；巨大儿组（group 3）与低体重儿组（group 1）的 OR 值为 0.547，OR 的 95% CI 为（0.249，1.199）包含 1，差异无统计学意义，见图 13-2。以上结果表明正常体重儿患新生儿黄疸的风险是低体重儿的 0.177 倍，即低体重儿患黄疸的风险是正常体重儿的 5.650 倍。

第二节　频数表数据的分析

频数表数据的二项分类变量与多项有序分类变量关系分析，是指结果变量为二项分类变量，影响变量为多项有序分类变量，且应用交叉频数表形式给出的数据分析。其频数表数据可以直接获得，或由数据库数据转换而来，可应用二项分类 Logistic 回归分析。

（一）实例

例 13-2　某医生为了解某药物的剂量（高、中、低）与其疗效的关系，将 239 名患者随机分成高剂量组、中剂量组和低剂量组三组，观察各组使用一周后的疗效，结果如表 13-2。问使用一周后，其疗效与剂量是否有关？

表 13-2　不同剂量组的疗效情况

剂量组	疗效 无效	疗效 有效	合计
高剂量组	10	69	79
中剂量组	15	65	80
低剂量组	25	55	80

（二）实例分析

例 13-2 数据是含一个多项有序分类变量与一个二项分类变量的频数表数据。其中，影响变量是剂量组（group = 1，2，3），有高剂量组、中剂量组、低剂量组 3 组，为多项有序分类变量；结果变量为疗效（effect = 1，0），分为有效、无效，是二项分类变量。其目的是分析使用一段时间后疗效与剂量高低的关系，采用二分类的 Logistic 回归分析。

（三）软件计算

1. SAS 的计算

［操作程序］ 例 13-2 的 SAS 操作程序 SASP13_2：

```
libname sas " F：\ data \ sas";              /* 新建永久逻辑库，定义逻辑库名（数据库
                                                 库名）sas，指定路径为 F：\ data \ sas */

proc logistic data = sas. d13_2;
class group（param = ref ref = '3'）;        /* 指定低剂量为参照 */
freq f;                                        /* 指定频数变量 */
model effect（event = '1'） = group;          /* group 作为自变量，effect 作为因变量 */
run;
```

［计算结果］ 例 13-2 的 SAS 计算结果：

```
              Response Profile

       Ordered                        Total
        Value         effect        Frequency

          1             0              50
          2             1             189
```

Probability modeled is effect=1.

1. 反应变量的响应剖面

```
     Testing Global Null Hypothesis: BETA=0

Test               Chi-Square      DF      Pr > ChiSq

Likelihood Ratio     8.5663         2        0.0138
Score                8.6472         2        0.0133
Wald                 8.2771         2        0.0159
```

2. 模型拟合信息

```
          Analysis of Maximum Likelihood Estimates

                              Standard        Wald
Parameter    DF    Estimate     Error    Chi-Square    Pr > ChiSq

Intercept     1     0.7885      0.2412    10.6849        0.0011
group    1    1     1.1431      0.4155     7.5668        0.0059
group    2    1     0.6779      0.3745     3.2768        0.0703
```

```
              Odds Ratio Estimates

                   Point           95% Wald
Effect           Estimate      Confidence Limits

group 1 vs 3       3.136        1.389      7.082
group 2 vs 3       1.970        0.945      4.104
```

3. 模型的似然比与参数估计

图 13-3　例 13-2 的 SAS 计算结果

例 13-2 的 SAS 计算结果主要包括三部分：

第一部分反应变量的响应剖面（Response Profile）：反应变量的水平排序为升序，按照 effect = 1 的概率拟合模型。

第二部分模型拟合信息结果：SAS 中对模型是否成立的检验（Testing Global Null Hypothesis）使用了似然比检验（Likelihood Ratio）、Score 检验和 Wald 检验三种方法。本例中

似然比检验结果 $\chi^2 = 8.57$，$P = 0.0138 < 0.05$；Score 检验结果 $\chi^2 = 8.65$，$P = 0.0135 < 0.05$；Wald 检验结果 $\chi^2 = 8.28$，$P = 0.0159 < 0.05$，见图 13-3。P 值均小于 0.05，故可以认为模型成立。

第三部分参数检验结果：例 13-2 经二项分类 Logistic 回归分析得（以低剂量组为参照）：高剂量组（group 1）与低剂量组（group 3）的 OR 值为 3.136，OR 的 95% CI 为（1.389，7.082）；而中剂量组（group 2）与低剂量组（group 3）的 OR 值为 1.970，OR 的 95% CI 为（0.945，4.104），结果见图 13-3。以上结果表明，高剂量组的疗效高于低剂量组，是低剂量组的 3.136 倍；尽管中剂量组的疗效是低剂量组的 1.970 倍，但因其 OR 的 95% CI 包含 1，尚不能认为中剂量组疗效比低剂量组高。

2. SPSS 的计算

[操作步骤]　例 13-2 的 SPSS 操作步骤 SPSSP13-2：

打开 d13-2. sav 文件，在 SPSS 程序中按以下步骤操作：

Data

Weight Case

　　☑ Weight Case by

　　Frequence Variable：f

Analyze

Regression

Binary Logistic Regression

　　Dependent：[effect]

　　Covariate：[group]

　　Categorical variable

　　　　Categorical Covariates：group

　　　　Contrast：Indicator

　　　　Reference Category：⊙Last

　　　　Change

　　　　Continue

　　Options

　　　　☑CI for exp（B）：95%

　　　　Continue

　　OK

[计算结果]　例 13-2 的 SPSS 计算结果：

Omnibus Tests of Model Coefficients

		Chi-square	df	Sig.
Step 1	Step	8.566	2	.014
	Block	8.566	2	.014
	Model	8.566	2	.014

1. 模型系数的全局性检验结果

Variables in the Equation

		B	S.E.	Wald	df	Sig.	Exp(B)	95.0% C.I.for EXP(B) Lower	95.0% C.I.for EXP(B) Upper
Step 1	group			8.277	2	.016			
	group(1)	1.143	.416	7.567	1	.006	3.136	1.389	7.082
	group(2)	.678	.374	3.277	1	.070	1.970	.945	4.104
	Constant	.788	.241	10.685	1	.001	2.200		

a. Variable(s) entered on step 1: group.

2. 参数检验结果

图 13-4　例 13-2 的 SPSS 计算结果

例 13-2 的 SPSS 计算结果主要包括两部分：

第一部分模型系数的全局性检验结果显示：似然比 $\chi^2 = 8.57$，$P = 0.014 < 0.05$，故可认为该模型成立。

第二部分参数检验结果显示（以低剂量组为参照）：高剂量组（group 1）与低剂量组（group 3）的 OR 值为 3.136，OR 的 95% CI 为（1.389，7.082）；而中剂量组（group 2），与低剂量组（group 3）的 OR 值为 1.970，OR 的 95% CI 为（0.945，4.104），见图13-4。以上结果表明高剂量组的疗效较低剂量组高，是低剂量组的 3.136 倍；尽管中剂量组的疗效是低剂量组的 1.970 倍，因其 OR 的 95% CI 包含 1，尚不能认为中剂量组疗效比低剂量组高。

第十四章

多项无序分类变量与多项有序分类变量关系的分析

<<<<<

多项无序分类变量与多项有序分类变量的分析是指结果变量为多项无序分类变量，影响变量为多项有序分类变量时两个变量间关系的分析，例如研究某地区人群获取健康知识途径与不同收入水平（低、一般、高）的关系、某民族人群选择避孕方式与文化程度（大学、中学、小学、文盲）的关系等，宜采用无序多分类 Logistic 回归。

无序多分类 Logistic 回归，简称多分类 Logistic 回归，是二分类 Logistic 回归的扩展。多分类 Logistic 回归时，选择结果变量中多类别之一作为参照，拟合剩余各类别相对于此参照类别的 Logistic 回归模型。如果设结果变量 Y 为一个多项无序分类变量，包括 j 个类别（Y 取值为 1，2······，j），影响变量 X 有 k 个类别（包括 X_1，X_2···，X_k）。如果选取第 j 个类别作为参照，那么多分类 Logistic 回归模型则可表示为：

$$\ln\left(\frac{P(Y=i)}{P(Y=j)}\right) = \beta_{i0} + \beta_{i1}X_1 + \cdots + \beta_{ik}X_k \qquad 式（14-1）$$

式中，$i = 1$，2，$\cdots$，$j-1$，对于包括 j 个类别的结果变量 Y，其多分类 Logistic 回归包括 $j-1$ 个方程。β_{i0} 为第 i 个回归方程的常数项，β_i 为第 i 个回归方程影响变量 X 的回归系数。

无序多分类 Logistic 回归模型的参数检验方法与二分类 Logistic 回归模型类似，参见第十三章。

根据数据的不同类型，分为数据库数据分析和频数表数据分析两类。

第一节　数据库数据的分析

数据库数据的多项无序分类变量与多项有序分类变量的分析，是指结果变量为多项无序分类变量，影响变量为多项有序分类变量，其变量用数据库形式给出的两个变量间关系的分析，可选用无序多分类 Logistic 回归模型，分析多项有序分类变量对多项无序分类变量中某一类别选择（或对某一类别偏好）的影响。

注意，若研究者不考虑变量的高低大小，把多项有序分类变量当作多项无序分类变量看待，目的只是分析不同组别间的构成比有无差异，可按第十章介绍的多个构成比比较的

130

卡方检验进行分析，此处不再赘述。

（一）实例

例14-1　某研究人员欲了解居民获取健康知识的途径是否受到收入水平的影响，对某社区265名居民进行调查，结果见表14-1。问居民获取健康知识的途径是否与收入有关？

表14-1　不同收入水平居民获取健康知识途径

编号	收入水平	获取健康知识途径
1	1	2
2	2	1
3	3	1
…	…	…
265	3	3

注：收入水平中1、2、3分别表示2500元及以下、2500~5000元和5000元及以上；获取健康知识途径中1、2、3分别表示传统大众媒介、网络和社区宣传。

（二）实例分析

例14-1数据是含一个多项有序分类变量和一个多项无序分类变量的数据库数据。其中，结果变量是获取健康知识途径（approach=1、2、3），有传统大众媒介、网络和社区宣传三种，为多项无序分类变量；影响变量是收入水平（income=1、2、3），有2500元及以下、2500~5000元和5000元及以上三个等级，为多项有序分类变量。本例分析目的是了解居民获取健康知识途径是否受不同收入水平的影响，采用无序多分类 Logistic 回归分析。

（三）软件计算

1. SAS 的计算

[**操作程序**]　例14-1的 SAS 操作程序 SASP14_1：

```
libname sas " F：\ data \ sas"；          /＊新建永久数据库，定义库标记（数据库
                                           库名）sas，指定路径为 F：\ data \ sas ＊/
proc logistic data = sas. d14_1 descending；  /＊调用 logistic 过程，选择 sas. d10_1 数据集，
                                           设置反应变量的水平排序为降序。＊/
class income；
model approach（ref ='1'）  = income        /＊approach 作为结果变量（以传统大众媒
                                           介作为对照），income 作为影响变量＊/
/link = glogit aggregate scale = none；     /＊拟合无序多分类 logistic 回归模型＊
run；
```

[**计算结果**]　例14-1的 SAS 计算结果：

```
              Testing Global Null Hypothesis: BETA=0

Test                Chi-Square       DF       Pr > ChiSq

Likelihood Ratio       9.9622         4          0.0411
Score                  9.9773         4          0.0408
Wald                   9.7604         4          0.0447
```

1. 例 14 - 1 的模型的拟合信息

```
                      Odds Ratio Estimates

                              Point          95% Wald
Effect        approach      Estimate      Confidence Limits

income 1 vs 3     2          0.339        0.168       0.686
income 1 vs 3     3          0.600        0.250       1.441
income 2 vs 3     2          0.599        0.294       1.220
income 2 vs 3     3          0.919        0.379       2.228
```

2. 例 14 - 1 的模型的参数估计

图 14-1 例 14-1 的 SAS 计算结果

例 14-1 的 SAS 计算结果主要有两部分：

第一部分为模型的拟合信息：似然比检验结果（Likelihood Ratio）$\chi^2 = 9.9622$，$P = 0.0411 < 0.05$；Score 检验结果 $\chi^2 = 9.9773$，$P = 0.0408 < 0.05$；Wald 检验结果 $\chi^2 = 9.7604$，$P = 0.0447 < 0.05$。P 值均小于 0.05，故可以认为模型成立。

第二部分为模型的参数检验结果：收入水平 2500 元及以下（income1）与 5000 元及以上（income3）比较，在选择网络（approach2）与选择传统大众媒介（approach1）比较时，OR 值为 0.339，其 95% 可信区间为（0.168，0.686），OR 值有统计学意义，即收入水平在 2500 元及以下的居民比收入水平在 5000 元及以上的居民更倾向于选择传统大众媒介；在社区宣传（approach3）与传统大众媒介（approach1）比较时，OR 值为 0.600，其 95% 可信区间为（0.250，1.441），OR 值无统计学意义，即不能认为收入水平 2500 元及以下与 5000 元及以上的居民在选择社区宣传和传统大众媒介上有差异。

收入水平 2500 ~ 5000 元（income2）与 5000 元及以上（income3）比较，在选择网络（approach2）与传统大众媒介（approach1）比较时，OR 值 0.599，其 95% 可信区间为（0.294，1.220），OR 值无统计学意义，即不能认为收入水平在 2500 ~ 5000 元的居民比收入水平在 5000 元及以上的居民在选择网络和传统大众媒介上有差异；在社区宣传（approach3）与传统大众媒介（approach1）比较时，OR 值 0.919，其 95% 可信区间为（0.379，2.228），OR 值无统计学意义，即不能认为收入水平 2500 ~ 5000 元的居民比收入水平在 5000 元及以上的居民在选择网络和传统大众媒介上有差异。见图 14-1。

2. SPSS 的计算

[操作步骤] 例 14-1 的 SPSS 操作步骤 SPSSP14-1：

打开 d14-1. sav 文件，在 SPSS 程序中按以下步骤操作：

Analyze

    Regression

        Multinominal Logistic Regression

            Dependent：[approach]

            Factor（s）：[income]

            Reference Category

                ⊙First category

Continue

　　　OK

[计算结果]　　例14-1 的 SPSS 计算结果:

Model Fitting Information

Model	Model Fitting Criteria	Likelihood Ratio Tests		
	-2 Log Likelihood	Chi-Square	df	Sig.
Intercept Only	37.378			
Final	27.416	9.962	4	.041

1. 例14-1 的模型拟合信息

Parameter Estimates

approach[a]		B	Std. Error	Wald	df	Sig.	Exp(B)	95% Confidence Interval for Exp(B)	
								Lower Bound	Upper Bound
2	Intercept	.817	.275	8.791	1	.003			
	[income=1]	-1.081	.360	9.035	1	.003	.339	.168	.686
	[income=2]	-.513	.363	1.995	1	.158	.599	.294	1.220
	[income=3]	0[b]	.	.	0	.			
3	Intercept	-.305	.352	.752	1	.386			
	[income=1]	-.511	.447	1.308	1	.253	.600	.250	1.441
	[income=2]	-.084	.452	.035	1	.852	.919	.379	2.228
	[income=3]	0[b]	.	.	0	.			

a. The reference category is: 1.

b. This parameter is set to zero because it is redundant.

2. 例14-1 的参数检验结果

图14-2　例14-1 的 SPSS 计算结果

　　例14-1 的 SPSS 计算结果主要有两部分:

　　第一部分为模型拟合信息(Model Fitting Information):应用似然比检验(-2 Log Likelihood)对模型是否成立进行检验,$\chi^2 = 9.962$,$P = 0.041 < 0.05$,故可以认为模型成立。

　　第二部分为 SPSS 参数检验结果显示了各变量的 β_i 值(Estimate)OR 值。收入水平 2500 元及以下(income1)与 5000 元及以上(income3)比较,在选择网络(approach2)与传统大众媒介(approach1)比较时,OR 值为 0.339,其 95% 可信区间为(0.168,0.686),OR 值有统计学意义,即收入水平在 2500 元及以下的居民比收入水平在 5000 元及以上的居民更倾向于选择传统大众媒介;在社区宣传(approach3)与传统大众媒介(approach1)比较时,OR 值为 0.600,其 95% 可信区间为(0.250,1.441),OR 值无统计学意义,即不能认为收入水平 2500 元及以下与 5000 元及以上的居民在选择社区宣传和传统大众媒介上有差异。

　　收入水平 2500~5000 元(income2)与 5000 元及以上(income3)比较,在选择网络(approach2)与传统大众媒介(approach1)比较时,OR 值 0.599,其 95% 可信区间为(0.294,1.220),OR 值无统计学意义,即不能认为收入水平在 2500~5000 元的居民比收入水平在 5000 元及以上的居民在选择网络和传统大众媒介上有差异;在社区宣传(approach3)与传统大众媒介(approach1)比较时,OR 值 0.919,其 95% 可信区间为(0.379,2.228),OR 值无统计学意义,即不能认为收入水平 2500~5000 元的居民比收入水平在 5000 元及以上的居民在选择网络和传统大众媒介上有差异。见图 14-2。

第二节 频数表数据的分析

频数表数据的多项无序分类变量与多项有序分类变量关系的分析，是指结果变量为多项无序分类变量，影响变量为多项有序分类变量，且应用交叉频数表形式给出的数据分析。其频数表数据可以直接获得，或由数据库数据转换而来，应用多分类 Logistic 回归分析。

（一）实例

例 14-2 为了解不同年龄组人群发生意外伤害的种类是否不同，随机调查了 268 名社区门诊急诊患者的伤害情况，整理后结果见表 14-2。

表 14-2 不同年龄段人群的伤害种类

年龄段	伤害种类		
	烧烫伤	钝挫伤	跌倒伤
儿童	43	31	19
中青年	25	39	14
老年	26	28	43

（二）实例分析

例 14-2 数据是含一个多项有序分类变量和一个多项无序分类变量的频数表数据。其中，结果变量是伤害种类（type =1、2、3），有烧烫伤、钝挫伤和跌倒伤 3 个类别，为多项无序分类变量；影响变量是年龄段（age =1、2、3），分为儿童、中青年和老年 3 个组，为多项有序分类变量。本例目的是分析不同年龄段人群发生伤害的种类有无不同，即希望了解不同年龄人群是否更易出现某种伤害，故采用无序多分类 Logistic 回归分析。

（三）软件计算

1. SAS 的计算

[操作程序] 例 14-2 的 SAS 操作程序 SASP14_2：

```
libname sas " F：\ data \ sas ";            /* 新建永久数据库，定义库标记（数据库
                                             库名）sas，指定路径为 F：\ data \ sas */

proc logistic data = sas. d14_2 descending;  /* 调用 logistic 过程，选择 sas. d14_2 数据
                                             集，设置反应变量的水平排序降序。*/
freq f;                                      /* 对 f 变量进行加权 */
class age；
model type（ref ='1'）= age                  /* type 作为结果变量（以烧烫伤作为对
                                             照），age 作为影响变量 */
/link = glogit aggregate scale = none；       /* 拟合无序多分类 logistic 回归模型 */
run；
```

[计算结果] 例 14-2 的 SAS 计算结果：

```
Testing Global Null Hypothesis: BETA=0

Test                    Chi-Square      DF      Pr > ChiSq
Likelihood Ratio         23.8425         4        <.0001
Score                    24.8538         4        <.0001
Wald                     23.8363         4        <.0001
```

1. 模型的拟合信息

```
                    Odds Ratio Estimates

                              Point           95% Wald
Effect          type         Estimate    Confidence Limits
age 1 vs 3       3            0.267       0.129      0.553
age 1 vs 3       2            0.669       0.330      1.356
age 2 vs 3       3            0.339       0.150      0.765
age 2 vs 3       2            1.449       0.696      3.015
```

2. 模型的参数估计

图 14-3　例 14-2 的 SAS 计算结果

例 14-2 的 SAS 计算结果主要由两部分组成：

第一部分为模型的拟合信息：似然比检验结果（Likelihood Ratio）$\chi^2 = 23.8425$，$P < 0.0001$；Score 检验结果 $\chi^2 = 24.8538$，$P < 0.0001$；Wald 检验结果 $\chi^2 = 23.8363$，$P < 0.0001$。P 值均小于 0.01，故可以认为模型成立。

第二部分为模型的参数估计：儿童（age1）与老年（age3）比较，在发生跌倒伤（type3）与烧烫伤（type1）比较时，OR 值为 0.267，其 95% 可信区间为（0.129，0.553），OR 值有统计学意义，即老年人比儿童更容易发生跌倒伤；在发生钝挫伤（type2）与烧烫伤（type1）比较时，OR 值为 0.669，其 95% 可信区间为（0.330，1.356），OR 值无统计学意义，即不能认为儿童与老年人钝挫伤的发生率有差异。中青年（age2）与老年（age3）比较，在发生跌倒伤（type3）与烧烫伤（type1）比较时，OR 值为 0.339，其 95% 可信区间为（0.150，0.765），OR 值有统计学意义，即老年人比中青年更容易发生跌倒伤；在发生钝挫伤（type2）与烧烫伤（type1）比较时，OR 值为 1.449，其 95% 可信区间为（0.696，3.015），OR 值无统计学意义，即不能认为中青年与老年人钝挫伤的发生率有差异。见图 14-3。

2. SPSS 的计算

[操作步骤]　例 14-2 的 SPSS 操作步骤 SPSSP14-2：

打开 d14-2. sav 文件，在 SPSS 程序中按以下步骤操作：

Data
   Weight Cases
      ⊙ **Weight cases by**
         Frequency Variable：[f]
      OK
Analyze
   Regression
      Multinomial Logistic Regression
         Dependent：[type]
         Factor (s)：[age]
         OK

[计算结果]   例14-2 的 SPSS 计算结果：

Model Fitting Information

Model	Model Fitting Criteria	Likelihood Ratio Tests		
	-2 Log Likelihood	Chi-Square	df	Sig.
Intercept Only	51.470			
Final	27.627	23.842	4	.000

1. 模型的拟合信息

Parameter Estimates

type[a]		B	Std. Error	Wald	df	Sig.	Exp(B)	95% Confidence Interval for Exp(B)	
								Lower Bound	Upper Bound
2	Intercept	.074	.272	.074	1	.786			
	[age=1]	-.401	.360	1.242	1	.265	.669	.330	1.356
	[age=2]	.371	.374	.982	1	.322	1.449	.696	3.015
	[age=3]	0[b]	.	.	0	.			
3	Intercept	.503	.248	4.101	1	.043			
	[age=1]	-1.320	.371	12.660	1	.000	.267	.129	.553
	[age=2]	-1.083	.416	6.773	1	.009	.339	.150	.765
	[age=3]	0[b]	.	.	0	.			

a. The reference category is: 1.

b. This parameter is set to zero because it is redundant.

2. 参数的检验结果

图 14-4   例 14.2 的 SPSS 计算结果

例 14-2 的 SPSS 计算结果主要由两部分组成：

第一部分为模型拟合信息（Model Fitting Information）：应用似然比检验（-2 Log Likelihood）对模型是否成立进行检验，$\chi^2 = 51.470$，$P < 0.001$，故可以认为模型成立。

第二部分为参数检验结果：SPSS 显示了各变量的 β_i（Estimate）和 OR 值，见图 14-4。发生钝挫伤（type2）与烧烫伤（type1）比较，当儿童（age1）与老年（age3）比较时，OR 值为 0.669，其 95% 可信区间为（0.330，1.356），OR 值无统计学意义，即不能认为儿童与老年人钝挫伤的发生率有差异；当中青年（age2）与老年（age3）比较时，OR 值为 1.449，其 95% 可信区间为（0.696，3.015），OR 值无统计学意义，即不能认为中青年与老年人钝挫伤的发生率有差异。发生跌倒伤（type3）与烧烫伤（type1）比较，当儿童（age1）与老年（age3）比较时，OR 值为 0.267，其 95% 可信区间为（0.129，0.553），OR 值有统计学意义，即老年人比儿童更容易发生跌倒伤；当中青年（age2）与老年（age3）比较时，OR 值为 0.339，其 95% 可信区间为（0.150，0.765），OR 值有统计学意义，即老年人比中青年更容易发生跌倒伤。见图 14-4。

第十五章

多项有序分类变量与多项有序分类变量关系的分析

<<<<<

多项有序分类变量与多项有序分类变量关系的分析，是指影响变量和结果变量均为多项有序分类变量时两个变量间关系的分析，例如某种疾病的严重程度（轻、中、重）与其预后（恶化、好转、痊愈）的关系研究、某肿瘤的分级（Ⅰ级、Ⅱ级、Ⅲ级）与该肿瘤分化程度（高、中、低）的关系分析等。根据分析目的不同，选用的分析方法也不同：如果分析其中一变量对另一变量的预测或影响作用，常选用有序多分类 Logistic 回归；如果分析两变量间的关联性，则选用 Spearman 等级相关。

多项有序分类变量与多项有序分类变量关系的分析，包括数据库数据的分析和频数表数据的分析两种。

第一节 数据库数据的分析

数据库数据的多项有序分类变量与多项有序分类变量的关系分析，是指结果变量和影响变量同为多项有序分类变量、并用数据库形式给出的两个变量间关系的分析，其分析方法依据分析目的加以选择。

一、分析一变量对另一变量的预测或影响作用

当分析一个多项有序分类变量对另一多项有序分类变量的预测或影响作用时，例如在临床上筛选疾病的危险因素或预后因素等，一般采用有序多分类 Logistic 回归分析。

有序多分类 Logistic 回归是拟合（水平数 −1）个结果变量的 Logistic 回归模型的过程，也称累积 Logit 模型（Cumulative Logit's Model）的过程。以 4 水平的结果变量为例，假设其取值为 1、2、3、4，相应取值水平的概率为 π_1、π_2、π_3、π_4，则对 4 水平的影响变量拟合 3 个累积 Logit 模型，如下式：

$$\text{logit}\frac{\pi_1}{1-\pi_1} = \text{logit}\frac{\pi_1}{\pi_2+\pi_3+\pi_4} = -\alpha_1 + \beta_1 x_1 + \cdots + \beta_p x_p \qquad \text{式（15-1）}$$

$$\text{logit}\frac{\pi_1+\pi_2}{1-(\pi_1+\pi_2)} = \text{logit}\frac{\pi_1+\pi_2}{\pi_3+\pi_4} = -\alpha_2 + \beta_1 x_1 + \cdots + \beta_p x_p \qquad \text{式（15-2）}$$

137

$$\text{logit} \frac{\pi_1 + \pi_2 + \pi_3}{1 - (\pi_1 + \pi_2 + \pi_3)} = \text{logit} \frac{\pi_1 + \pi_2 + \pi_3}{\pi_4} = -\alpha_3 + \beta_1 x_1 + \cdots + \beta_p x_p \qquad \text{式（15-3）}$$

与二分类 Logistic 回归相比较，进行 Logit 变换的概率分别为 π_1、$\pi_1 + \pi_2$、$\pi_1 + \pi_2 + \pi_3$，即结果变量有序取值水平的累积概率，实际上是将结果变量按不同的取值水平分割成两个等级，按二分类 Logistic 回归方法建立模型。有序多分类 Logistic 回归的前提条件是，模型中相关影响变量的回归系数 β_i 保持不变，但常数项 α 可以变化。此时，求出的 OR 值的含义是影响变量每改变一个单位，结果变量相应累积 Logit 值的比。

根据上述 3 个回归方程（模型）可以分别求出 π_1、$\pi_1 + \pi_2$、$\pi_1 + \pi_2 + \pi_3$，并换算出 π_4。

$$\pi_1 = \frac{\exp(-\alpha_1 + \beta_1 x_1 + \cdots + \beta_p x_p)}{1 + \exp(-\alpha_1 + \beta_1 x_1 + \cdots + \beta_p x_p)} \qquad \text{式（15-4）}$$

$$\pi_2 = \frac{\exp(-\alpha_2 + \beta_1 x_1 + \cdots + \beta_p x_p)}{1 + \exp(-\alpha_2 + \beta_1 x_1 + \cdots + \beta_p x_p)} - \pi_1 \qquad \text{式（15-5）}$$

$$\pi_3 = \frac{\exp(-\alpha_3 + \beta_1 x_1 + \cdots + \beta_p x_p)}{1 + \exp(-\alpha_3 + \beta_1 x_1 + \cdots + \beta_p x_p)} - \pi_1 - \pi_2 \qquad \text{式（15-6）}$$

$$\pi_4 = 1 - \pi_1 - \pi_2 - \pi_3 \qquad \text{式（15-7）}$$

完成有序多分类 Logistic 回归模型的参数估计后，需要对拟合的 Logistic 回归模型进行检验，其检验方法与二分类 Logistic 回归模型类似，参见第十三章。

（一）实例

例 15-1　为了解患者的疾病严重程度对其预后的影响，随机抽取 73 名不同严重程度的病人，并追踪调查其预后情况，见表 15-1。问患者的疾病严重程度是否影响其预后？

表 15-1　患者的疾病严重程度与其预后情况

编号	严重程度	预后
1	1	1
2	2	1
3	3	1
…	…	…
73	3	3

注：疾病严重程度中 1、2、3 分别表示轻、中、重；预后中 1、2、3 分别表示较差、好转和痊愈。

（二）实例分析

例 15-1 数据是含两个多项有序分类变量的数据库数据。其中，结果变量是预后（outcome = 1、2、3），有较差、好转、痊愈三个等级，为多项有序分类变量；影响变量是疾病严重程度（severity = 1、2、3），有轻、中、重三个等级，为多项有序分类变量。本例分析目的是了解疾病严重程度是否影响预后，属于多项有序分类变量与多项有序分类变量关系分析中影响因素的分析，宜采用有序多分类 Logistic 回归模型。

（三）软件计算

1. SAS 的计算

[操作程序]　例 15-1 的 SAS 操作程序 SASP15_1：

```
libname sas " F: \ data \ sas";
```
　　　　　　　　　　　　　　　　　　／＊新建永久逻辑库，定义逻辑库名（数据库库名）sas，指定保存路径为 F: \ data

```
                                                \ sas */
proc logistic data = sas. d15_1 descending;    /* 调用 logistic 过程，选择 sas. d10_1 数
                                                据集，设置反应变量的水平排序为降
                                                序 */

class severity（param = ref ref = '3'）;        /* 指定严重程度以重度（ref = 3）为参
                                                照 */

model outcome（event = '1'）= severity;         /* severity 作为影响变量，outcome 作为
                                                结果变量（预后较差作为对照）*/

run;
```

[计算结果]　例 15-1 的 SAS 计算结果：

```
                        Response Profile

        Ordered                            Total
         Value        outcome            Frequency

           1             3                  27
           2             2                  14
           3             1                  32

Probabilities modeled are cumulated over the lower Ordered Values.
```

1. 反应变量的响应剖面

```
    Score Test for the Proportional Odds Assumption

        Chi-Square        DF        Pr > ChiSq

          0.8644           2          0.6491
```

2. 比例优势检验结果

```
        Testing Global Null Hypothesis: BETA=0

Test                Chi-Square       DF       Pr > ChiSq

Likelihood Ratio      11.3489         2         0.0034
Score                 11.0381         2         0.0040
Wald                  10.4996         2         0.0052
```

3. 模型拟合信息

```
        Analysis of Maximum Likelihood Estimates

                            Standard        Wald
Parameter    DF   Estimate    Error    Chi-Square   Pr > ChiSq

Intercept 3   1    -1.3240    0.3875    11.6731       0.0006
Intercept 2   1    -0.4267    0.3552     1.4429       0.2297
severity  1   1     1.6935    0.5264    10.3495       0.0013
severity  2   1     0.5537    0.6119     0.8188       0.3655


                Odds Ratio Estimates

                    Point           95% Wald
Effect            Estimate      Confidence Limits

severity 1 vs 3     5.438        1.938     15.259
severity 2 vs 3     1.740        0.524      5.771
```

4. 模型的参数估计

图 15-1　例 15-1 的 SAS 计算结果

例 15-1 的 SAS 计算结果由四部分组成：

第一部分为反应变量的响应剖面（Response Profile）：反应变量的水平排序为降序，按照 effect = 3 的概率拟合模型。注意：SAS 中需要对此进行设置，而 SPSS 中默认按照反应变量的最大值的概率拟合模型。

第二部分为比例优势检验（Score Test for the Proportional Odds Assumption）：结果显示 $\chi^2 = 0.8644$，$P = 0.6491 > 0.05$。可以认为不管模型中结果变量的分割点在什么位置，模型中的影响变量的系数 β_i 都保持不变，即可以进行有序多分类 Logistic 回归。

第三部分为 SAS 中对模型是否成立的检验（Testing Global Null Hypothesis）：使用了似然比检验（Likelihood Ratio）、Score 检验和 Wald 检验三种方法。本例中似然比检验结果 $\chi^2 = 11.3489$，$P = 0.0034 < 0.05$；Score 检验结果 $\chi^2 = 11.0381$，$P = 0.0040 < 0.05$；Wald 检验结果 $\chi^2 = 10.4996$，$P = 0.0052 < 0.05$。P 值均小于 0.05，故可以认为模型成立。

第四部分为参数检验结果显示：与重度（severity3）相比较，轻度（severity1）的 OR 值为 5.438，其 95% 可信区间为（1.938，15.259），两组患者的预后差异有统计学意义；而中度（severity2）的 OR 值为 1.740，其 95% 可信区间为（0.524，5.771），两组患者的预后差异无统计学意义。表明轻度患者较重度患者预后好，而中度患者与重度患者的预后差异不明显，见图 15-1。如需进行轻度与中度的比较，可在 SAS 程序中选择中度作为对照。

2. SPSS 的计算

[操作步骤] 例 15-1 的 SPSS 操作步骤 SPSSP15-1：

打开 d15-1. sav 文件，在 SPSS 程序中按以下步骤操作：

Analyze

  Regression

    Ordinal Regression

      Dependent：[outcome]

      Factor（s）：[severity]

      Output

        ☑ Goodness of fit statistics

      ☑ Summary statistics

      ☑ Parameter estimates

      ☑ T est of parallel lines

        Continue

    OK

[计算结果] 例 15-1 的 SPSS 计算结果：

Model Fitting Information

Model	-2 Log Likelihood	Chi-Square	df	Sig.
Intercept Only	31.095			
Final	19.746	11.349	2	.003

Link function: Logit.

1. 模型拟合信息

Parameter Estimates

		Estimate	Std. Error	Wald	df	Sig.	95% Confidence Interval	
							Lower Bound	Upper Bound
Threshold	[outcome = 1]	.427	.355	1.443	1	.230	-.270	1.123
	[outcome = 2]	1.324	.388	11.673	1	.001	.564	2.083
Location	[severity=1]	1.693	.526	10.349	1	.001	.662	2.725
	[severity=2]	.554	.612	.819	1	.366	-.646	1.753
	[severity=3]	0ᵃ	.	.	0	.	.	.

Link function: Logit.

a. This parameter is set to zero because it is redundant.

2. 参数检验结果

Test of Parallel Lines[a]

Model	-2 Log Likelihood	Chi-Square	df	Sig.
Null Hypothesis	19.746			
General	18.979	.767	2	.681

The null hypothesis states that the location parameters (slope coefficients) are the same across response categories.

a. Link function: Logit.

3. 平行线检验结果

图 15-2　例 15-1 的 SPSS 计算结果

例 15-1 的 SPSS 计算结果由三部分组成：

第一部分为模型拟合信息（Model Fitting Information）：应用似然比检验（-2 Log Likelihood）对模型是否成立进行检验，$\chi^2 = 11.349$，$P = 0.003 < 0.05$，故可以认为模型成立。

第二部分为参数检验结果：SPSS 参数检验结果仅显示各变量的 β_i 值（Estimate），未给出 OR 值。但 OR 值可通过公式 $OR = e^\beta$ 求得。根据参数检验结果可求得，与重度（severity3）相比较轻度（severity1）的 OR 值为 5.438，其 95% 可信区间为（1.938，15.259），两组患者的预后有统计学意义；而中度（severity2）的 OR 值为 1.740，其 95% 可信区间为（0.524，5.771），两组患者的预后无统计学意义。表明轻度患者较重度患者预后好，而中度患者与重度患者的预后差异不明显。SPSS 默认以结果变量的最大值分组作为对照组，如需进行轻度与中度组进行比较，则需要重新编码疾病严重程度变量的变量值。

第三部分为平行线检验（Test of Parallel Lines）：-2 Log Likelihood 检验结果 $\chi^2 = 0.767$，$P = 0.6811 > 0.05$。可以认为不管模型中结果变量的分割点在什么位置，模型中的影响变量的系数 β_i 都保持不变，可以进行有序多分类 Logistic 回归。见图 15-2。

二、分析两个变量间相关性

如果分析一个多项有序分类变量与另一多项有序分类变量的关联性，如分析某病的严重程度（轻、中、重）与疗效（好、一般、差）的关系，应选用 Spearman 等级相关，计算 Spearman 等级相关系数 r_s，作 r_s 的假设检验，判断 r_s 大小及其方向。

Spearman 等级相关是先将影响变量 X、结果变量 Y 成对的观察值分别从小到大排序编秩，以 p_i 表示 X_i 的秩次；q_i 表示 Y_i 的秩次，观察值相同的取平均秩，再按如下公式计算 Spearman 等级相关系数 r_s：

$$r_s = \frac{\sum (p - \bar{p})(q - \bar{q})}{\sqrt{\sum (p - \bar{p})^2 \sum (q - \bar{q})^2}} = \frac{l_{pq}}{\sqrt{l_{pp} l_{qq}}} \qquad \text{式（15-8）}$$

r_s 值的假设检验公式为：

$$t = \frac{r \sqrt{(n-2)}}{\sqrt{1 - r^2}} \qquad \text{式（15-9）}$$

其自由度：

$$\nu = n - 2 \qquad \text{式（15-10）}$$

当 Spearman 等级相关系数 r_s 存在时，其取值介于 $(-1, 1)$，$r_s < 0$ 为负相关，$r_s > 0$ 为正相关。

（一）实例

例 15-2 某矿职工医院对 492 名不同期矽肺患者的胸部平片肺门密度进行分析，见表 15-2。试分析胸部平片肺门密度级别是否随着矽肺期次进展有逐步提高的趋势。

表 15-2 矽肺患者的胸部平片肺门密度级别与期次情况

编号	矽肺期次	肺门密度级别
1	1	1
2	1	1
3	1	1
…	…	…
492	3	3

注：矽肺期次中 1、2、3 分别表示 I 期，II 期、III 期；胸部平片肺门密度级别中 1、2、3 分别表示 +、++ 和 +++。

（二）实例分析

例 15-2 数据是含两个多项有序分类变量的频数表数据。其中，结果变量是胸部平片的肺门密度级别（level = 1，2，3），有 +、++ 和 +++ 三个等级，为多项有序分类变量；影响变量是矽肺期次（stage = 1，2，3），分 I 期，II 期和 III 期三个等级，为多项有序分类变量。本例分析目的是研究胸部平片肺门密度级别是否随着矽肺期次进展有逐步提高的趋势，即分析两变量之间的相关性，选用 Spearman 等级相关。

（三）软件计算

1. SAS 的计算

[操作程序] 例 15-2 的 SAS 操作程序 SASP15_2：

```
libname sas " F：\ data \ sas";          /＊新建永久逻辑库，定义逻辑库名（数
                                            据库库名）sas，指定保存路径为 F：\
                                            data \ sas ＊/

proc corr spearman data = sas. d15_2;   /＊调用 corr 过程，选择 sas. d15_2 数据集
                                            ＊/

var level stage；                        /＊选择分析变量为 level 和 stage ＊/
run；
```

[计算结果] 例 15-2 的 SAS 计算结果：

```
        Spearman Correlation Coefficients, N = 492
                Prob > |r| under H0: Rho=0

                        level           stage

        level         1.00000         0.53215
                                       <.0001

        stage         0.53215         1.00000
                      <.0001
```

图 15-3 例 15-2 的 SAS 计算结果

例 15-2 的 Spearman 等级相关 SAS 计算结果如图 15-3 示：相关系数（Correlation Coefficient）$r_s = 0.53215 > 0$，$P < 0.0001$，有统计学意义。即胸部平片肺门密度级别随着矽肺期次进展有逐步提高的趋势，见图 15-3。

2. SPSS 的计算

[操作步骤]　例 15-2 的 SPSS 操作步骤 SPSSP15-2：

打开 d15-2. sav 文件，在 SPSS 程序中按以下步骤操作：

Analyze

　　Correlate

　　　　Bivariate

　　　　　　Variables：

　　　　　　　　[level]

　　　　　　　　[stage]

　　　　　　Correlation Coefficients：

　　　　　　　　☑**Spearman**

　　　　OK

[计算结果]　例 15-2 的 SPSS 计算结果：

Correlations

			level	stage
Spearman's rho	level	Correlation Coefficient	1.000	.532**
		Sig. (2-tailed)	.	.000
		N	492	492
	stage	Correlation Coefficient	.532**	1.000
		Sig. (2-tailed)	.000	.
		N	492	492

**. Correlation is significant at the 0.01 level (2-tailed).

图 15-4　例 15-2 的 SPSS 计算结果

例 15-2 的 Spearman 等级相关 SAS 计算结果如图 15-4 示：相关系数（Correlation Coefficient）$r_s = 0.532 > 0$，$P = 0.000 < 0.01$，相关系数 r_s 有统计学意义。即胸部平片肺门密度级别随着矽肺期次进展有逐步提高的趋势。

第二节　频数表数据的分析

频数表数据的多项有序分类变量与多项有序分类变量关系的分析，是指结果变量和影响变量都为多项有序分类变量，且以交叉频数表形式给出的数据分析。其频数表数据可以直接获得，或由数据库数据转换而来。分析目的不同，应用的分析方法也不同。

一、分析一变量对另一变量的预测或影响作用

频数表数据中，一个多项有序分类变量对另一多项有序分类变量进行预测或影响分析，例如筛选疾病的危险因素或预后因素等，一般多采用有序多分类 logistic 回归分析。

（一）实例

例 15-3 为了解康复治疗过程中对脑卒中患者生活质量的影响，随机抽取脑卒中患者 73 名进行问卷调查，结果见表 15-3。问康复治疗中不同护理等级是否影响脑卒中患者的生活质量？

表 15-3 患者的疾病严重程度与其预后情况

康复治疗护理等级	生活质量			合计
	高	中	低	
1 级护理	6	7	19	32
2 级护理	5	2	7	14
3 级护理	16	5	6	27
合计	27	14	32	73

注：康复治疗等级中，"1 级护理"为医护人员帮助进行康复治疗护理；"2 级护理"为家人进行康复治疗护理；"3 级护理"为无治疗护理。

（二）实例分析

例 15-3 数据是含两个多项有序分类变量的频数表数据。其中，结果变量是生活质量（QOL = 1、2、3），分低、中、高三个等级，为多项有序分类变量；影响变量是康复治疗护理（rehabilitation = 1、2、3），分 1 级护理、2 级护理、3 级护理三个等级，为多项有序分类变量。分析目的是康复治疗护理等级是否影响脑卒中患者的生活质量，故该数据的分析是多项有序分类变量与多项有序分类变量关系的分析，采用有序多分类 Logistic 回归。

（三）软件计算

1. SAS 的计算

［操作程序］ 例 15-3 的 SAS 操作程序 SASP15_3：

libname sas " F：\ data \ sas"；	／＊新建永久逻辑库，定义逻辑库名（数据库库名）sas，指定保存路径为 F：\ data \ sas ＊／
proc logistic data = sas. d15_3 des；	／＊调用 logistic 过程，选择 sas. d15_3 数据集＊／
class rehabilitation（param = ref ref = '3 '）；	／＊指定 3 级护理（ref = 3）为参照＊／
freq f；	／＊指定频数变量为 f＊／
model QOL（event = '3 '）= rehabilitation；	／＊rehabilitation 作为影响变量，QOL 作为结果变量（低生活质量作为对照）＊／
run；	

［计算结果］ 例 15-3 的 SAS 计算结果：

```
                    Response Profile

            Ordered                           Total
            Value              QOL          Frequency

               1                3               32
               2                2               14
               3                1               27
```

Probabilities modeled are cumulated over the lower Ordered Values.

1. 反应变量的响应剖面

```
       Score Test for the Proportional Odds Assumption

            Chi-Square          DF          Pr > ChiSq

              0.8644             2            0.6491
```

2. 比例优势检验结果

```
       Testing Global Null Hypothesis: BETA=0

   Test              Chi-Square        DF        Pr > ChiSq

   Likelihood Ratio    11.3489          2          0.0034
   Score               11.0381          2          0.0040
   Wald                10.4996          2          0.0052
```

3. 模型拟合信息

```
          Analysis of Maximum Likelihood Estimates

                                    Standard        Wald
Parameter        DF     Estimate      Error    Chi-Square    Pr > ChiSq

Intercept     3   1      -1.2668      0.4117      9.4658        0.0021
Intercept     2   1      -0.3695      0.3832      0.9296        0.3350
rehabilitation 1  1       1.6935      0.5264     10.3495        0.0013
rehabilitation 2  1       1.1398      0.6316      3.2567        0.0711
```

```
             Odds Ratio Estimates

                        Point           95% Wald
Effect                Estimate      Confidence Limits

rehabilitation 1 vs 3    5.438       1.938      15.259
rehabilitation 2 vs 3    3.126       0.907      10.780
```

4. 模型的参数估计

图 15-5　例 15-3 的 SAS 计算结果

例 15-3 的 SAS 计算结果由四部分组成：

第一部分为反应变量的响应剖面：反应变量的水平排序为降序，按照 rehabilitation = 3 的概率拟合模型。

第二部分为比例优势检验结果：$\chi^2 = 0.8644$，$P = 0.6491 > 0.05$。可以认为不管模型中结果变量的分割点在什么位置，模型中的影响变量的系数 β_i 都保持不变，可以进行有序多分类 Logistic 回归。

第三部分为似然比检验结果：$\chi^2 = 11.3489$，$P = 0.0034 < 0.05$；Score 检验结果 $\chi^2 = 11.0381$，$P = 0.0040 < 0.05$；Wald 检验结果 $\chi^2 = 10.4996$，$P = 0.0052 < 0.05$。P 值均小于

0.05，故可以认为模型成立。

第四部分为参数检验结果：在 1 级护理（rehebilitation1）与 3 级护理（rehebilitation3）相比较，*OR* 值为 5.438，其 95% 可信区间为（1.938，15.259），差异有统计学意义；而 2 级护理（rehebilitation2）与 3 级护理（rehebilitation3）相比较，*OR* 值为 3.126，其 95% 可信区间为（0.907，10.780），差异无统计学意义。表明 1 级护理的患者生活质量优于 3 级护理的患者，尚不能认为 2 级护理的患者其生活质量优于 3 级护理的患者。见图 15-5。

2. SPSS 的计算

[操作步骤]　例 15-3 的 SPSS 操作步骤 SPSSP15-3：

打开 d15-3.sav 文件，在 SPSS 程序中按以下步骤操作：

Data

Weight Cases

⊙ **Weight cases by**

Frequency Variable：[f]

OK

Analyze

Regression

Ordinal...

Dependent：[QOL]

Factor（s）：[rehabilitation]

Output

☑ **Goodness of fit statistics**

☑ **Summary statistics**

☑ **Parameter estimates**

☑ **Test of parallel lines**

Continue

OK

[计算结果]　例 15-3 的 SPSS 计算结果：

Model Fitting Information

Model	-2 Log Likelihood	Chi-Square	df	Sig.
Intercept Only	31.095			
Final	19.746	11.349	2	.003

Link function: Logit.

1. 模型拟合信息

Parameter Estimates

		Estimate	Std. Error	Wald	df	Sig.	95% Confidence Interval	
							Lower Bound	Upper Bound
Threshold	[QOL = 1]	.369	.383	.930	1	.335	-.382	1.121
	[QOL = 2]	1.267	.412	9.466	1	.002	.460	2.074
Location	[rehabilitaion=1]	1.693	.526	10.349	1	.001	.662	2.725
	[rehabilitaion=2]	1.140	.632	3.257	1	.071	-.098	2.378
	[rehabilitaion=3]	0ᵃ	.	.	0	.	.	.

Link function: Logit.

a. This parameter is set to zero because it is redundant.

2. 参数检验结果

Test of Parallel Lines[a]

Model	-2 Log Likelihood	Chi-Square	df	Sig.
Null Hypothesis	19.746			
General	18.979	.767	2	.681

The null hypothesis states that the location parameters (slope coefficients) are the same across response categories.

a. Link function: Logit.

3. 平行线检验

图 15-6　例 15.3 的 SPSS 计算结果

例 15-3 的 SPSS 计算结果由三部分组成：

第一部分为模型拟合信息：应用似然比检验对模型是否成立进行检验，$\chi^2 = 11.349$，$P = 0.003 < 0.05$，故可以认为模型成立。

第二部分为参数检验结果：计算得，1 级护理（rehebilitation1）与 3 级护理（rehebilitation3）相比较，OR 值为 5.438，其 95% 可信区间为（1.938，15.259），差异有统计学意义；而 2 级护理（rehebilitation 2）与 3 级护理（rehebilitation3）相比较，OR 值为 3.126，其 95% 可信区间为（0.907，10.780），差异无统计学意义。表明在医护人员指导下进行康复治疗的患者生活质量优于无康复治疗的患者，尚不能认为在家人指导下进行康复治疗的患者其生活质量优于无康复治疗的患者。

第三部分为平行线检验：使用 -2 Log Likelihood 检验 $\chi^2 = 0.767$，$P = 0.681 > 0.05$。可以认为不管模型中结果变量的分割点在什么位置，模型中的影响变量的系数 β_i 都保持不变，可以进行有序多分类 Logistic 回归。见图 15-6。

二、分析两变量间的相关性

频数表数据中，如果分析一个多项有序分类变量与另一个多项有序分类变量的相关性，应选用 Spearman 等级相关。与数据库数据不同的是，进行软件计算时频数表数据的分析要考虑交叉频数表中的频数值，操作程序或步骤略有不同。

（一）实例

例 15-4　检测与分析 P16 蛋白在不同食管癌组织学分级患者癌组织中的表达情况，见表 15-4。试分析 P16 表达水平与食管癌组织学分级的相关性。

表 15-4　不同食管癌组织学分级患者的食管癌组织中 P16 蛋白的表达情况

组织学分级	P16 表达水平				合计
	−	+	+ +	+ + +	
高分化	15	5	8	13	41
中分化	16	3	3	4	26
低分化	11	2	3	1	17
合计	42	10	14	18	84

（二）实例分析

例 15-4 数据是含两个多项有序分类变量的频数表数据。其中，影响变量是组织学分级（level = 1、2、3），分高分化、中分化和低分化三个等级，为多项有序分类变量；结果变量是 P16 表达水平（P16 = 1、2、3、4），有 −、+、++和+++四个等级，为多项有序分类变量。分析目的是 P16 表达水平与食管癌组织学分级是否相关，即两个多项有序分类变量间的相关性分析，选用 Spearman 等级相关。

（三）软件计算

1. SAS 的计算

［操作程序］　例 15-4 的 SAS 操作程序 SASP15_4：

```
libname sas" F: \ data \ sas";          /*新建永久逻辑库，定义逻辑库名（数据
                                          库库名）sas，指定保存路径为 F: \ data \
                                          sas */
proc corr spearman data = sas. d15_4;    /*调用 corr 过程，选择 sas. d15_4 数据
                                          集 */
var level P16;                           /*分别定义分析变量为 level、P16 */
freq f;                                  /*对 f 变量进行加权 */
run;
```

［计算结果］　例 15-4 的 SAS 计算结果：

```
Spearman Correlation Coefficients, N = 84
         Prob > |r| under H0: Rho=0

                    level            P16

   level          1.00000        -0.28882
                                   0.0077

   P16           -0.28882         1.00000
                  0.0077
```

图 15-7　例 15-4 的 SAS 计算结果

例 15-4 的 Spearman 等级相关 SAS 计算结果如图 15-7：$r_s = -0.28882$，$P = 0.0077 < 0.01$，差异有统计学意义，见图 15-7。即 P16 表达水平随着食管癌组织学分级降低而增高。

2. SPSS 的计算

［操作步骤］　例 15-4 的 SPSS 操作步骤 SPSSP15-4：

打开 d15-4. sav 文件，在 SPSS 程序中按以下步骤操作：

Data

    Weight Cases

        ⊙ **Weight cases by**

            Frequency Variable：［f］

        OK

Analyze

    Correlate

Bivariate

  Variables：

    ［level］

    ［P16］

  Correlation Coefficients：

   ☑**Spearman**

  OK

［计算结果］ 例 15-4 的 SPSS 计算结果：

Correlations

			level	P16
Spearman's rho	level	Correlation Coefficient	1.000	-.289**
		Sig. (2-tailed)	.	.008
		N	84	84
	P16	Correlation Coefficient	-.289**	1.000
		Sig. (2-tailed)	.008	.
		N	84	84

. Correlation is significant at the 0.01 level (2-tailed).

图 15-8 例 15-4 的 SPSS 计算结果

  例 15-4 的 Spearman 等级相关 SPSS 计算结果如图 15-8：$r_s = -0.289$，$P = 0.008 <$ 0.01，相关系数 r_s 有统计学意义，图 15-8。即 P16 表达水平随着食管癌组织学分级降低而增高。

第十六章

数值变量与多项有序分类变量
关系的分析

‹‹‹‹‹‹

数值变量与多项有序分类变量关系的分析，是指结果变量为数值变量，如身高（cm）、体重（kg）、血压（mmHg），影响变量为多项有序分类变量，如治疗效果（无效、有效、显效）时两个变量间关系的分析。选择具体的统计方法，一般与研究的目的及其要求有关：如果分析其变量间有无等级相关关系以及相关的程度和方向，首选 Spearman 等级相关；如要了解该影响变量不同等级之间均值大小是否存在差异，则可把多项有序分类变量降级为多项无序分类变量，再选用完全随机设计的方差分析，详见第十二章；如要分析一变量对另一变量的影响作用，可把数值变量降级为多项有序分类变量或二项分类变量，相应选用有序多分类 Logistic 回归或二分类 Logistic 回归，详见第十九章及第十七章。

由于上述部分内容在相关章节已有介绍，本章不作详述，仅针对数据库数据作 Spearman 等级相关分析。

（一）实例

例 16-1　某地方病研究所调查了 8 名肌营养不良患者其尿肌酐含量（mmol/24h），测量结果见表 16-1，试作相关分析。

表 16-1　8 名患者尿肌酐含量（mmol/24h）

编号	肌营养不良	尿肌酐
1	1	3.54
2	1	3.09
…	…	…
16	3	1.90
17	3	2.11
18	3	1.88

注：肌营养不良分三个等级，1 为轻，2 为中，3 为重。

（二）实例分析

例 16-1 数据是数值变量与多项有序分类变量关系分析的数据库数据。其中，结果变量是尿肌酐含量（mmol/24h），为数值变量；影响变量是肌营养不良等级（degree = 1、2、

3），有轻、中、重三个等级，为多项有序分类变量。本例分析目的是了解不同肌营养不良等级与尿肌酐含量是否具有趋势性相关关系，采用 Spearman 等级相关分析。

（三）软件计算

1. SAS 的计算

[操作程序]　例 16-1 的 SAS 操作程序 SASP16_ 1：

```
libname sas" F：\ data \ sas";                    / * 新建永久数据库，定义库标记（数据
                                                  库库名）sas，指定路径为 F：\ data \
                                                  sas * /
proc corr spearman data = sas. d16_ 1;            / * （执行 spearman 等级相关分析）* /
var x y;
run;
```

[计算结果]　例 16-1 的 SAS 计算结果：

```
        Spearman Correlation Coefficients, N = 18
              Prob > |r| under H0: Rho=0

                          x                y

        x             1.00000          -0.94475
                                        <.0001

        y            -0.94475           1.00000
                      <.0001
```

图 16-1　例 16-1 的 SAS 计算结果

例 16-1 的 SAS 结果如图 16-1：

经 Spearman 等级相关分析得：$r_s = -0.94475$，$P < 0.0001$，按照 $\alpha = 0.05$ 的水准，可以认为肌营养不良患者不同患病等级与其尿肌酐含量呈负相关。

2. SPSS 计算

[操作步骤]　例 16-1 的 SPSS 操作步骤 SPSSP16-1：

打开 d16-1. sav 文件，在 SPSS 程序中按以下步骤操作：

Analyze

　　Correlate

　　　　Bivariate Correlations

　　　　　　Variables：[x]

　　　　　　　　　　　[y]

　　　　　　Correlation Coefficients

　　　　　　　　☑ Spearman

　　　　　　Test of Significance

　　　　　　　　☑ Two- tailed

OK

　　[计算结果]　例 16-1 的 SPSS 计算结果：

Correlations

			x	y
Spearman's rho	x	Correlation Coefficient	1.000	-.945**
		Sig. (2-tailed)	.	.000
		N	18	18
	y	Correlation Coefficient	-.945**	1.000
		Sig. (2-tailed)	.000	.
		N	18	18

**. Correlation is significant at the 0.01 level (2-tailed).

图 16-2 例 16-1 的 SPSS 计算结果

例 16-1 的 SPSS 计算结果如图 16-2：

经 Spearman 等级相关分析得：r_s（Correlation Coefficient）= -0.945，P［Sig.（2 - tailed）］ = $0.000 < 0.05$，按照 α = 0.05 的水准，可以认为肌营养不良患者不同患病等级与其尿肌酐含量呈负相关关系。

第十七章

二项分类变量与数值变量
关系的分析

<<<<<

二项分类变量与数值变量关系的分析，是指结果变量为二项分类变量，影响变量为数值变量时两个变量间关系的分析，如分析肾细胞癌组织内微血管数与肾细胞癌转移的关系，病人的血压（mmHg）与病人疗效（有效、无效）的关系等，采用二分类的 Logistic 回归分析。由于该类数据仅见于数据库数据，故本章对此阐述。

注意，二项分类变量与数值变量关系分析不同于数值变量与二项分类变量关系分析。前者是分析数值变量对二项分类变量的影响，采用二分类的 Logistic 回归分析；后者是二项分类变量对数值变量的影响，采用 t 检验。二分类 Logistic 回归的基本原理同第十三章。

（一）实例

例 17-1 某研究人员在探讨肾细胞癌转移的有关临床病理因素研究中，收集了一批行根治性肾切除患者的肾癌标本，从中随机抽取 26 例病人的肾细胞癌组织内微血管数和癌细胞是否转移的情况，见表 17-1。问，肾细胞癌组织内微血管数的数量是否是癌细胞转移的影响因素？

表 17-1 肾细胞癌组织内微血管数与肾细胞癌转移的关系

编号	微血管数	是否转移
1	43.4	0
2	57.2	0
3	190.0	1
…	…	…
26	149.8	1

注：肾细胞癌转移中 1 为转移，0 为未转移。

（二）实例分析

例 17-1 数据是含一个二项分类变量与一个数值变量的数据库数据。其中，结果变量是癌细胞是否转移（outcome = 1，0），包括有转移、无转移两种，为二项分类变量；影响变量是肾细胞癌组织内微血管数（count），为数值变量（单位：个）。分析目的是了解肾细胞癌组织内微血管数对肾细胞癌是否转移的影响，因此该数据宜采用二项分类的 Logistic 回归分析。

（三）软件计算

1. SAS 的计算

[操作程序] 例 17-1 的 SAS 操作程序 SASP17_ 1：

libname sas" F： \ data \ sas"；　　　　　　　/ * 新建永久数据库，定义库标记（数据库库名）sas，指定路径为 F： \ data \ sas * /

proc logistic data = sas. d17_ 1 descending；

model outcome（event ='1'）= count；　　　　/ * count 作为自变量，outcome 作为因变量 * /

run；

[计算结果] 例 17-1 的 SAS 计算结果：

```
                    Response Profile

        Ordered                      Total
        Value          outcome     Frequency

           1              1            13
           2              0            13

        Probability modeled is outcome=1.
```
1. 反应变量的响应剖面

```
        Testing Global Null Hypothesis: BETA=0

Test                  Chi-Square      DF      Pr > ChiSq

Likelihood Ratio        8.2677        1         0.0040
Score                   7.0168        1         0.0081
Wald                    5.5038        1         0.0190
```
2. 模型拟合信息

```
                 The LOGISTIC Procedure

        Analysis of Maximum Likelihood Estimates

                          Standard        Wald
Parameter    DF  Estimate   Error    Chi-Square   Pr > ChiSq

Intercept     1  -2.8465    1.2648     5.0648       0.0244
count         1   0.0288    0.0123     5.5038       0.0190


                 Odds Ratio Estimates

                  Point          95% Wald
Effect          Estimate    Confidence Limits

count            1.029      1.005        1.054
```
3. 模型的参数估计

图 17-1　例 17-1 的 SAS 计算结果

例 17-1 的 SAS 计算结果由三部分组成：

第一部分反应变量的响应剖面（Response Profile）：反应变量的水平排序为降序，按照 outcome = 1 的概率拟合模型。

第二部分为模型拟合信息结果：SAS 中对模型是否成立的检验（Testing Global Null Hypothesis）使用了似然比检验（Likelihood Ratio）、Score 检验和 Wald 检验三种方法。本例中似然比检验结果 $\chi^2 = 8.27$，$P = 0.004 < 0.05$；Score 检验结果 $\chi^2 = 7.02$，$P = 0.008 <$

0.05；Wald 检验结果 $\chi^2 = 5.50$，$P = 0.019 < 0.05$，见图 17-1。P 值均小于 0.05，故可以认为模型成立。

第三部分参数估计结果显示：OR 值为 1.029，$P = 0.0190$，OR 值的 95% CI 为 (1.005，1.054)，差异有统计学意义，可以认为肾细胞癌组织内微血管数每增加 1 个，肾细胞癌转移的可能性增加 0.029 倍。

2. SPSS 的计算

[操作步骤] 例 17-1 的 SPSS 操作步骤 SPSSP17-1：

打开 d17-1. sav 文件，在 SPSS 程序中按以下步骤操作：

Analyze

  Regression

    Binary Logistic

      Dependent：[outcome]

      Covariate：[count]

      Options

        ☑ CI for exp（B）：95%

      Contin ue

      OK

[计算结果] 例 17-1 的 SPSS 计算结果：

Omnibus Tests of Model Coefficients

		Chi-square	df	Sig.
Step 1	Step	8.268	1	.004
	Block	8.268	1	.004
	Model	8.268	1	.004

1. 模型系数的全局性检验结果

Variables in the Equation

		B	S.E.	Wald	df	Sig.	Exp(B)	95.0% C.I.for EXP(B) Lower	Upper
Step 1[a]	count	.029	.012	5.504	1	.019	1.029	1.005	1.054
	Constant	-2.847	1.265	5.065	1	.024	.058		

a. Variable(s) entered on step 1: count.

2. 参数检验结果

图 17-2　例 17-1 的 SPSS 计算结果

例 17-1 的 SPSS 计算结果由两部分组成：

第一部分模型系数的全局性检验结果显示：似然比 $\chi^2 = 8.27$，$P = 0.004 < 0.05$，故可认为该模型成立。

第二部分参数估计结果显示：OR 值为 1.029，$P = 0.019$，OR 的 95% CI 为 (1.005，1.054)，差异有统计学意义，可以认为每增加 1 个肾细胞癌组织内微血管数，肾细胞癌转移的可能性增加 0.029 倍。

第十八章

多项无序分类变量与数值变量
关系的分析

‹‹‹‹‹

多项无序分类变量与数值变量关系的分析是指结果变量为多项无序分类变量，影响变量为数值变量时两个变量间的关系分析，如育龄女性避孕方式（手术结扎、避孕药、避孕套）与其年龄（周岁）的关系，呼吸道感染种类（肺炎、气管炎、咽炎）与病人吸烟量的关系等，采用无序多分类的 Logistic 回归分析，其原理和方法详见第十四章。注意，数值变量与多项无序分类变量关系的分析属于完全随机设计方差分析的内容，见第十二章。

由于该类数据仅见于数据库数据，本章对此阐述。

（一）实例

例 18-1　为了解糖尿病患者的初患年龄是否影响其罹患的糖尿病类型，收集了 178 例患者资料，如表 18-1 所示，试分析之。

表 18-1　不同年龄患者糖尿病类型

编号	年龄	糖尿病类型
1	58	3
2	37	2
3	22	1
…	…	…
178	29	2

注：糖尿病类型中 1 为特殊类型糖尿病，2 为 2 型糖尿病，3 为 1 型糖尿病。

（二）实例分析

例 18-1 数据是含一个多项无序分类变量与一个数值变量的数据库数据。其中，结果变量是糖尿病类型（type = 1、2、3），有特殊类型糖尿病、1 型糖尿病、2 型糖尿三种，为多项无序分类变量；影响变量是初患年龄（岁），为数值变量。本例目的是分析不同初患年龄对糖尿病类型的影响，因此属于数据库数据多项无序分类变量与数值变量关系的影响因素分析，采用无序多分类 Logistic 回归分析方法。

（三）软件计算

1. SAS 的计算

[操作程序] 例 18-1 的 SAS 操作程序 SASP18_1：

```
libname sas " F：\ data \ sas";          /*新建永久数据库，定义库标记 sas，指定
                                          路径为 F：\ data \ sas */

proc logistic data = sas. d18_1 descending;  /*调用 logistic 过程设置反应变量的水平排
                                          序为降序。*/

model type（ref ='3'） = age            /* type 作为结果变量（以 2 型糖尿病作为对
                                          照），age 作为影响变量*/

/link = glogit aggregate scale = none;   /*拟合无序多分类 logistic 回归模型*/
run;
```

[计算结果] 例 18-1 的 SAS 计算结果：

```
                     Response Profile

         Ordered                        Total
         Value          type         Frequency

            1             3              75
            2             2              78
            3             1              24

   Logits modeled use type=3 as the reference category.
```
1. 反应变量的响应剖面

```
   Testing Global Null Hypothesis: BETA=0

Test                Chi-Square      DF      Pr > ChiSq

Likelihood Ratio     43.7250        2        <.0001
Score                40.2485        2        <.0001
Wald                 33.5623        2        <.0001
```
2. 模型拟合信息

```
          Analysis of Maximum Likelihood Estimates

                                   Standard      Wald
Parameter  measure  DF  Estimate    Error    Chi-Square  Pr > ChiSq

Intercept     2      1   2.7964     0.5692    24.1368      <.0001
Intercept     1      1   2.5685     0.7712    11.0921       0.0009
age           2      1  -0.0798     0.0156    25.9788      <.0001
age           1      1  -0.1148     0.0253    20.6449      <.0001


              Odds Ratio Estimates

                       Point        95% Wald
Effect    measure    Estimate   Confidence Limits

age          2        0.923      0.895      0.952
age          1        0.892      0.849      0.937
```
3. 模型的参数估计

图 18-1 例 18-1 的 SAS 计算结果

例 18-1 的 SAS 计算结果由三部分组成：

第一部分反应变量的响应剖面（Response Profile）：反应变量的水平排序为降序，按照 type = 3 的概率拟合模型。

第二部分为模型拟合信息结果：SAS 中对模型是否成立的检验（Testing Global Null Hypothesis）使用了似然比检验（Likelihood Ratio）、Score 检验和 Wald 检验三种方法。本例中似然比检验结果 $\chi^2 = 43.73$，$P < 0.0001$；Score 检验结果 $\chi^2 = 40.25$，$P < 0.0001$；Wald 检验结果 $\chi^2 = 33.56$，$P < 0.0001$，见图 18-1。P 值均小于 0.05，故

可以认为模型成立。

第三部分参数估计结果显示：以 2 型糖尿病为参照，患特殊类型糖尿病（type：1）与患 2 型糖尿病（type：3）比较 OR 值为 0.892，OR 的 95% CI 为（0.849，0.937），说明初患年龄增大 1 岁，患特殊类型糖尿病是患 2 型糖尿病风险的 0.892 倍，或者说患 2 型糖尿病是特殊类型糖尿病风险的 1.121（1/0.892）倍，增加 0.121 倍；患 1 型糖尿病（type：2）与患 2 型糖尿病（type：3）比较 OR 值为 0.923，OR 的 95% CI 为（0.895，0.952），说明初患年龄增长 1 岁，患 1 型糖尿病是患 2 型糖尿病的 0.923 倍，或者说患 2 型糖尿病是 1 型糖尿病风险的 1.083（1/0.923）倍，增加 0.083 倍。即初患年龄对糖尿病类型存在影响，初患年龄大者罹患 2 型糖尿病的风险较大。

2. SPSS 的计算

[**操作步骤**] 例 18-1 的 SPSS 操作步骤 SPSSP18-1：

打开 d18-1. sav 文件，在 SPSS 程序中按以下步骤操作：

Analyze

  Regression

    Multinomial Logistic Regression

      Dependent：type（last）

      Covariate（s）：[age]

      OK

[**计算结果**] 例 18-1 的 SPSS 计算结果：

Model Fitting Information

Model	Model Fitting Criteria	Likelihood Ratio Tests		
	-2 Log Likelihood	Chi-Square	df	Sig.
Intercept Only	287.137			
Final	243.412	43.725	2	.000

1. 模型拟合信息

Parameter Estimates

measure[a]		B	Std. Error	Wald	df	Sig.	Exp(B)	95% Confidence Interval for Exp(B)	
								Lower Bound	Upper Bound
1	Intercept	2.569	.771	11.092	1	.001			
	age	-.115	.025	20.645	1	.000	.892	.849	.937
2	Intercept	2.796	.569	24.137	1	.000			
	age	-.080	.016	25.979	1	.000	.923	.895	.952

a. The reference category is: 3.

2. 参数检验结果

图 18-2 例 18-1 的 SPSS 计算结果

例 18-1 的 SPSS 计算结果由两部分组成：

第一部分模型拟合信息：应用似然比检验（-2 Log Likelihood）对模型是否成立进行检验，$\chi^2 = 43.725$，$P = 0.000 < 0.05$，故可以认为模型成立。

第二部分参数估计结果显示：以 2 型糖尿病为参照，患特殊类型糖尿病（type：1）与患 2 型糖尿病（type：3）比较 OR 值为 0.892，OR 的 95% CI 为（0.849，0.937），说明初患年龄增长 1 岁，患特殊类型糖尿病是患 2 型糖尿病风险的 0.892 倍；患 1 型糖尿病（type：2）与患 2 型糖尿病（type：3）比较 OR 值为 0.923，OR 的 95% CI 为（0.895，0.952），说明初患年龄增长 1 岁，患 1 型糖尿病是患 2 型糖尿病的 0.923 倍。即初患年龄对罹患糖尿病的类型存在影响，初患年龄大者易患 2 型糖尿病。

第十九章

多项有序分类变量与数值变量关系的分析

<<<<<

多项有序分类变量与数值变量的分析，是指结果变量为多项有序分类变量，影响变量为数值变量时两个变量间关系的分析。根据分析目的不同，其选用的方法也不同。如分析数值变量对多项有序分类变量的预测或影响作用时，应选用有序多分类 Logistic 回归，如根据鼻咽癌患者的年龄预测其手术的预后（好转、恶化、死亡）；若分析两变量的关联性，应选用 Spearman 等级相关，此时是将数值变量降级为有序分类变量进行分析，按照多项有序分类变量关系与多项有序分类变量关系进行分析，如年气温与中暑程度的关系。

有序多分类 Logistic 回归及 Spearman 等级相关的原理、公式详见第十五章及第十六章。此章只针对数据库数据，仅述及有序多分类 Logistic 回归的操作计算。

（一）实例

例 19-1 某医院为了解就诊患者的年龄对就诊满意度的影响，随机抽取 176 名就诊患者进行问卷调查，调查结果见表 19-1。问患者的年龄是否影响其就诊满意度？

表 19-1 患者年龄与就诊满意度情况

编号	年龄	满意度
1	55	3
2	56	3
3	24	1
…	…	…
176	25	2

注：满意度中 1、2、3 分别表示不满意、态度中立、满意。

（二）实例分析

例 19-1 数据是含一个数值变量与一个多项有序分类变量的数据库数据。其中，结果变量是病人满意度（satisfy = 1、2、3），有不满意、态度中立和满意三个等级，为多项有序分类变量；影响变量是年龄（岁），为数值变量。本例目的是分析就诊患

160

者的年龄是否影响就诊满意度，宜采用有序多分类 Logistic 回归分析，其原理和方法详见第十五章。

（三）软件计算

1. SAS 的计算

［操作程序］　例 19-1 的 SAS 操作程序 SASP19_1：

```
libname sas" F：\ data \ sas"；          /＊新建永久逻辑库，定义逻辑库名（数据库
                                              库名）sas，指定保存路径为 F：\ data \
                                              sas ＊/

proc logistic data = sas. d19_1 descending；  /＊调用 logistic 过程，选择 sas. d19_1 数据
                                              集，设置反应变量的水平排序为降序。＊/

modelsatisfy（event ='1'）= age；        /＊ satisfy 作为结果变量，指定满意程度以不
                                              满意为参照，age 作为影响变量 ＊/

run；
```

［计算结果］　例 19-1 的 SAS 计算结果：

```
                        Response Profile

          Ordered                           Total
          Value          satisfy         Frequency

            1               3                73
            2               2                39
            3               1                64

Probabilities modeled are cumulated over the lower Ordered Values.
```
1. 反应变量的响应剖面

```
Score Test for the Proportional Odds Assumption

      Chi-Square          DF          Pr > ChiSq

        0.2291             1            0.6322
```
2. 比例优势检验结果

```
Testing Global Null Hypothesis: BETA=0

Test               Chi-Square        DF        Pr > ChiSq

Likelihood Ratio     11.0094          1          0.0009
Score                10.8142          1          0.0010
Wald                 10.4877          1          0.0012
```
3. 模型拟合信息

```
Analysis of Maximum Likelihood Estimates

                          Standard        Wald
Parameter    DF  Estimate   Error    Chi-Square   Pr > ChiSq

Intercept 3   1   -2.0413   0.5451    14.0247       0.0002
Intercept 2   1   -1.0873   0.5287     4.2297       0.0397
age           1    0.0400   0.0124    10.4877       0.0012


              Odds Ratio Estimates

              Point          95% Wald
Effect      Estimate    Confidence Limits

age          1.041      1.016      1.066
```
4. 模型的参数估计

图 19-1　例 19-1 的 SAS 计算结果

例 19-1 的 SAS 计算结果由四部分组成：

第一部分为反应变量的响应剖面（Response Profile）：反应变量的水平排序为降序，按照 satisfy = 3 的概率拟合模型。

第二部分为比例优势检验（Score Test for the Proportional Odds Assumption）：结果显示 $\chi^2 = 0.2291$，$P = 0.6322 > 0.05$。即不管模型中结果变量的分割点在什么位置，模型中的影响变量的系数 β_i 都保持不变，可以进行有序多分类 Logistic 回归。

第三部分为 SAS 中对模型是否成立的检验（Testing Global Null Hypothesis）：使用了似然比检验（Likelihood Ratio）、Score 检验和 Wald 检验三种方法。本例中似然比检验结果 $\chi^2 = 11.0094$，$P = 0.0009 < 0.05$；Score 检验结果 $\chi^2 = 10.8142$，$P = 0.0010 < 0.05$；Wald 检验结果 $\chi^2 = 10.4877$，$P = 0.0012 < 0.05$，见图 19-1。P 值均小于 0.05，故可以认为模型成立。

第四部分为参数检验结果显示：年龄的 OR 值为 1.041，其 95% 可信区间为（1.016，1.066），有统计学意义，表明年龄越大的患者其就诊满意度越高。见图 19-1。

2. SPSS 的计算

[操作步骤] 例 19-1 的 SPSS 操作步骤 SPSSP19-1：

打开 d19-1. sav 文件，在 SPSS 程序中按以下步骤操作：

Analyze

  Regression

    Ordinal Regression

      Dependent：[satisfy]

      Covariate（s）：[age]

      Output

        ☑ Goodness of fit statistics

      ☑ Summary statistics

      ☑ Parameter estimates

      ☑ Test of parallel lines

        Continue

  OK

[计算结果] 例 19-1 的 SPSS 计算结果：

Model Fitting Information

Model	-2 Log Likelihood	Chi-Square	df	Sig.
Intercept Only	212.035			
Final	201.026	11.009	1	.001

Link function: Logit.

1. 模型拟合信息

Parameter Estimates

		Estimate	Std. Error	Wald	df	Sig.	95% Confidence Interval Lower Bound	Upper Bound
Threshold	[satisfy = 1]	1.087	.529	4.230	1	.040	.051	2.124
	[satisfy = 2]	2.041	.545	14.025	1	.000	.973	3.110
Location	age	.040	.012	10.488	1	.001	.016	.064

Link function: Logit.

2. 参数检验结果

Test of Parallel Lines^a

Model	-2 Log Likelihood	Chi-Square	df	Sig.
Null Hypothesis	201.026			
General	200.794	.232	1	.630

The null hypothesis states that the location parameters (slope coefficients) are the same across response categories.

    a. Link function: Logit.

3. 平行线检验

图 19-2　例 19-1 的 SPSS 计算结果

例 19-1 的 SPSS 计算结果由三部分组成：

第一部分为模型拟合信息：应用似然比检验（－2 Log Likelihood）对模型是否成立进行检验，$\chi^2 = 11.099$，$P = 0.001 < 0.05$，故可以认为模型成立。

第二部分为参数检验结果：通过公式 $OR = e^\beta$ 可求得，年龄的 OR 值为 1.04，其 95% 可信区间为（1.016，1.066），有统计学意义，表明年龄越大的患者其就诊满意度越高。

第三部分为平行线检验：－2 Log Likelihood 检验结果 $\chi^2 = 0.232$，$P = 0.630 > 0.05$，见图 19-2。即不管模型中结果变量的分割点在什么位置，模型中的影响变量的系数β_i都保持不变，进行上述有序多分类 Logistic 回归是合适的。

第二十章

数值变量与数值变量
关系的分析

`<<<<<`

数值变量与数值变量的关系分析，是指结果变量和影响变量同为数值变量时两个变量间关系的分析。常常研究两个数值变量之间的相关关系和回归关系，如医学研究中，身高与体重的关系分析、年龄与血压的关系分析、脉搏与体温的关系分析等，此时应采用Pearson 直线相关和回归分析。

Pearson 直线相关要求影响变量 X 和结果变量 Y 服从双变量正态分布，描述两个变量直线相关的方向和密切程度，常用样本相关系数 r 表示，其计算公式为：

$$r = \frac{\sum (x - \bar{x})(y - \bar{y})}{\sqrt{\sum (x - \bar{x})^2 \sum (y - \bar{y})^2}} = \frac{l_{xy}}{\sqrt{l_{xx} l_{yy}}}$$ 式（20-1）

相关系数取值在 $-1 \leqslant r \leqslant 1$。当 $r > 0$ 时表示两变量为正相关，当 $r < 0$ 时表示两变量负相关，当 $r = 0$ 时表示两者没有相关关系。r 的绝对值越接近 1，两者间的密切程度越高。对 r 值的假设检验实际是检验其总体相关系数 ρ 是否等于 0，公式为：

$$t = \frac{r \sqrt{(n-2)}}{\sqrt{1 - r^2}}$$ 式（20-2）

$$v = n - 2$$ 式（20-3）

Pearson 直线回归要求结果变量 Y 服从正态分布，常常考察该数值变量依存于影响变量 X 变化的数量关系，其样本回归方程的一般形式为：

$$\hat{y} = a + bx$$ 式（20-4）

式中回归系数（斜率）b 和截距 a 的计算公式分别为：

$$b = \frac{l_{xy}}{l_{xx}} = \frac{\sum (x - \bar{x})(y - \bar{y})}{\sum (x - \bar{x})^2} = \frac{\sum xy - (\sum x)(\sum y)/n}{\sum x^2 - (\sum x)^2/n}$$ 式（20-5）

$$a = \bar{y} - b \bar{x}$$ 式（20-6）

对 b 进行 t 检验的公式为：

$$t = \frac{b}{S_b}$$ 式（20-7）

$$S_b = \frac{S_{Y \cdot X}}{\sqrt{l_{xx}}}$$ 式（20-8）

$$S_{Y \cdot X} = \sqrt{\frac{SS_{残}}{n-2}}$$ 式（20-9）

$$v = n - 2$$ 式（20-10）

除了 t 检验外还有方差分析，读者可自行查阅相关书籍。

Pearson 直线相关和回归分析对数据有一定的要求，当数据不能满足作线性相关回归分析的条件时，可以将两个连续变量均降级为多项有序分类资料，从而进行 Spearman 等级相关，参见第十五章。

第一节 数值变量与数值变量的 Pearson 相关

分析数值变量与数值变量的直线相关关系的有无及其大小、方向，选用数值变量与数值变量关系的 Pearson 相关分析。

（一）实例

例 20-1 12 名 20 岁女青年的身高与体重资料如表 20-1，试问身高与体重之间有无相关关系？

表 20-1 12 名 20 岁女青年的身高与体重资料

编号	身高	体重
1	164	55
2	156	56
3	172	60
…	…	…
11	158	46
12	152	51

（二）实例分析

例 20-1 数据是两个数值变量间关系分析的数据库数据。其中，身高（cm）、体重（kg）都为数值变量，目的是分析身高与体重的相关性，如果身高与体重均服从正态分布等条件，可应用 Pearson 相关分析，推断其相关系数是否存在、大小和方向。

（三）软件计算

1. SAS 的计算

[操作程序] 例 20-1 的 SAS 操作程序 SASP20_1：

```
libname sas" F： \ data \ sas"；          /*新建永久逻辑库，定义逻辑库名（数据库库
                                          名）sas，指定保存路径为 F： \ data \ sas*/
proc gplot data = sas. d20_1；            /*调用 gplot 程序，选择 sas. d20_1 数据集*/
plot weight * height；                    /*绘制以 height 为横坐标，weight 为纵坐标的散
                                          点图*/
```

```
proc corr data = sas. d20_1 ;              / * 调用 corr 程序 * /
var height weight ;                        / * 定义分析变量为 height、weight * /
run ;
```

[计算结果] 例 20-1 的 SAS 计算结果：

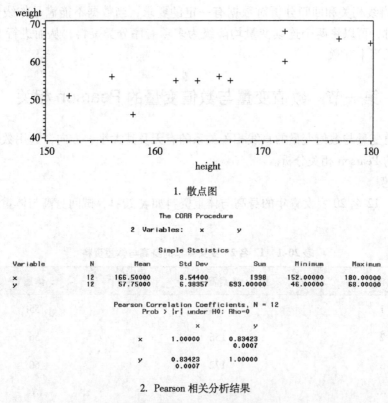

1. 散点图

```
                    The CORR Procedure

              2  Variables:     x        y

                      Simple Statistics
Variable      N       Mean     Std Dev        Sum     Minimum     Maximum
x            12   166.50000     8.54400       1998   152.00000   180.00000
y            12    57.75000     6.38357        693    46.00000    68.00000

          Pearson Correlation Coefficients, N = 12
                Prob > |r| under H0: Rho=0

                          x              y

          x         1.00000        0.83423
                                    0.0007

          y         0.83423        1.00000
                    0.0007
```

2. Pearson 相关分析结果

图 20-1 例 20-1 的 SAS 计算结果

例 20-1 的 SAS 计算结果由两部分组成：

第一部分为身高与体重的散点图。身高有随体重同步变化的趋势，可初步判断两者存在线性关系。

第二部分为 Pearson 相关分析结果。Pearson 相关系数为 $r = 0.834 > 0$，$P = 0.0007 < 0.01$，即与总体相关系数（$\rho = 0$）比较，差别有统计学意义且大于 0，可认为身高与体重呈正相关关系，见图 20-1。

2. SPSS 的计算

[操作步骤] 例 20-1 的 SPSS 操作步骤 SPSSP20-1：

打开 d20-1. sav 文件，在 SPSS 程序中按以下步骤操作：

Graphs

    Scatter/Dot

        Simple Scatter

        Define

            Y Axis：[weight]

　　　　　　X Axis：［height］
　　　　　　OK
Analyze
　　Correlate
　　　　Bivariate
　　　　　　Variables：
　　　　　　　　［height］
　　　　　　　　［weight］
　　　　　　Correlation coefficients
　　　　　　　　☑Pearson
　　　　　　OK
［**计算结果**］　例20-1 的 SPSS 计算结果：

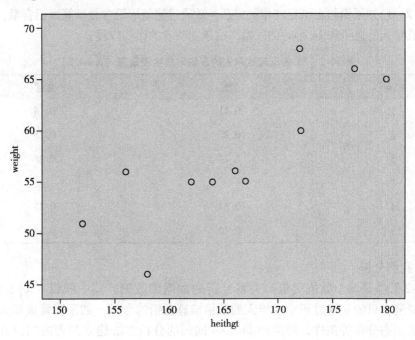

1. 散点图

Correlations

		height	weight
height	Pearson Correlation	1	.834**
	Sig. (2-tailed)		.001
	N	12	12
weight	Pearson Correlation	.834**	1
	Sig. (2-tailed)	.001	
	N	12	12

**. Correlation is significant at the 0.01 level

2. Pearson 相关分析结果

图 20-2　例 20-1 的 SPSS 计算结果

例 20-1 的 SPSS 计算结果由两部分组成：

第一部分为身高与体重的散点图。可目测判断，身高与体重有同步增加的趋势，两者可能存在线性关系。

第二部分为 Pearson 相关分析结果。相关系数 $r=0.834>0$，$P=0.001<0.01$，即与总体相关系数（$\rho=0$）比较，差异有统计学意义且大于 0，可认为身高与体重存在正相关关系，见图 20-2。

第二节　数值变量与数值变量的 Pearson 回归

数值变量与数值变量关系的 Pearson 直线回归可用于分析结果变量与影响变量间是否存在直线回归关系以及回归方程参数的大小。

（一）实例

例 20-2　已知尿铅与血铅存在相关关系，欲通过测量尿铅含量推算血铅含量，测得某地 15 名正常成年人的血铅和 24 小时的尿铅，试建立两者的回归方程。

表 20-2　15 名正常成年人的尿铅与血铅测量值（μmol/L）

编号	尿铅	血铅
1	0.11	0.14
2	0.25	0.25
3	0.23	0.28
…	…	…
14	0.34	0.32
15	0.22	0.24

（二）实例分析

例 20-2 数据是两个数值变量间关系分析的数据库数据，其中尿铅（X）、血铅（Y）都为数值变量，目的是通过正常成年人的尿铅推算血铅的含量，如果正常成年人的尿铅与血铅均服从正态分布等条件，可应用 Pearson 回归的分析方法建立两者的回归方程。Pearson 回归是推断其回归方程是否存在，以及参数的大小和正负。

（三）软件计算

1. SAS 的计算

[操作程序]　例 20-2 的 SAS 操作程序 SASP20_2：

```
libname sas" F：\ data \ sas"；        /* 新建永久逻辑库，定义逻辑库名（数据库库
                                          名）sas，指定保存路径为 F：\ data \ sas */
procg plot data = sas. d20_2；          /* 调用 gplot 程序，选择 sas. d20_2 数据集 */
plot y * x；                            /* 绘制以 x 为横坐标，y 为纵坐标的散点图 */
proc regdata = sas. d20_2；             /* 调用 reg 程序 */
model y = x；                           /* 以 y 为结果变量、x 为影响变量建立回归模
                                          型 */
```

run;

[**计算结果**]　例20-2 的 SAS 计算结果：

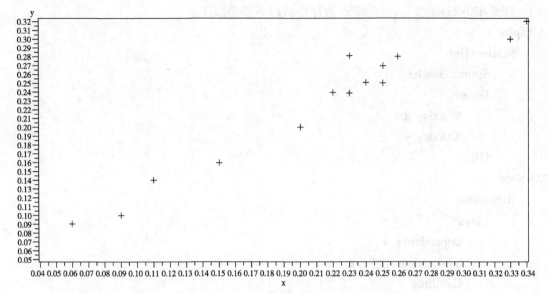

1. 散点图

```
                        Analysis of Variance

                                Sum of            Mean
Source              DF         Squares          Square     F Value    Pr > F

Model                1         0.09403         0.09403      295.24    <.0001
Error               13         0.00414      0.00031850
Corrected Total     14         0.09817


           Root MSE          0.01785     R-Square      0.9578
           Dependent Mean    0.21133     Adj R-Sq      0.9546
           Coeff Var         8.44470
```

2. 方差分析结果

```
                       Parameter Estimates

                    Parameter        Standard
Variable      DF     Estimate          Error     t Value     Pr > |t|

Intercept      1      0.03188         0.01142       2.79       0.0152
x              1      0.89726         0.05222      17.18      <.0001
```

3. 参数估计结果

图 20-3　例 20-2 的 SAS 计算结果

例20-2 的 SAS 计算结果由三部分组成：

第一部分为尿铅与血铅的散点图。可目测得到，尿铅增加，血铅也增加，两者可能存在线性回归关系。

第二部分为回归模型的方差分析：$F=295.24$，$P<0.0001$，即差异有统计学意义，可认为回归模型存在。

第三部分为回归方程的参数分析：截距 $a=0.03188$，$P=0.0152<0.05$；回归系数 $b=0.89726$，$P<0.0001$。即回归方程的参数存在，回归方程成立，可写成：$\hat{y}=0.03188+0.89726x$。

2. SPSS 的计算

[**操作步骤**] 例 20-2 的 SPSS 操作步骤 SPSSP20-2：

打开 d20-2. sav 文件，在 SPSS 程序中按以下步骤操作：

Graphs

    Scatter/Dot

        Simple Scatter

        Define

            Y Axis：x

            X Axis：y

        OK

Analyze

    Regression

        Linear

            Dependent：y

            Independent（s）：x

            Continue

        OK

[**计算结果**] 例 20-2 的计算结果：

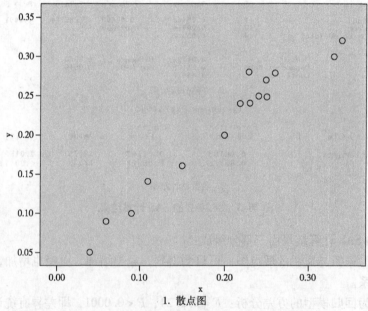

1. 散点图

ANOVA[b]

Model		Sum of Squares	df	Mean Square	F	Sig.
1	Regression	.094	1	.094	295.240	.000[a]
	Residual	.004	13	.000		
	Total	.098	14			

a. Predictors: (Constant), 尿铅

b. Dependent Variable: 血铅

2. 方差分析结果

Coefficients[a]

Model		Unstandardized Coefficients		Standardized Coefficients	t	Sig.
		B	Std. Error	Beta		
1	(Constant)	.032	.011		2.793	.015
	x	.897	.052	.979	17.183	.000

a. Dependent Variable: y

3. 回归参数估计结果

图 20-4 例 20-2 的 SPSS 计算结果

例 20-2 的 SPSS 计算结果由三部分组成：

第一部分为尿铅与血铅的散点图。可目测得到，尿铅与血铅存在同步增加的趋势，两者可能存在线性回归关系。

第二部分为模型的方差分析结果：$F = 295.240$，$P < 0.001$，差异有统计学意义，可认为回归方程存在。

第三部分为回归参数估计结果：截距 $a = 0.032$，$P = 0.015 < 0.05$；回归系数 $b = 0.897$，$P < 0.001$。即回归方程的参数存在，回归方程成立，可写成：$\hat{y} = 0.032 + 0.897x$。

第二十一章
多变量间关系的分析

〈〈〈〈〈

多变量间关系的分析包括 1 个结果变量与多个影响变量，或一个影响变量与多个结果变量、多个影响变量与多个结果变量之间关系的分析。限于篇幅，本章仅对一个结果变量与多个影响变量之间关系分析中部分常用的内容予以讨论，其他内容可参考有关教材。由于变量类型（如数值变量、分类变量）、变量数目（1 个、多个）各不相同，所以一个结果变量与多个影响变量之间关系分析有多种组合方式，不同的组合方式有不同的分析方法，如：一个数值变量与多个数值变量之间的关系有多元相关回归分析；一个数值变量与多个分类变量之间的关系有多因素方差分析、析因设计方差分析；一个数值变量与混合多个变量之间的关系有协方差分析、COX 模型；一个分类变量与混合多变量间的关系有 Logistic 回归分析等。

第一节　一个数值变量与多个数值变量之间关系的分析

简单直线回归分析是分析一个结果变量 Y 和一个影响变量 X 之间的数量关系。但通常一个结果变量受到多个影响变量的影响，如：糖尿病患者的血糖可能受胰岛素水平、糖化血红蛋白高低、血清胆固醇大小等指标的影响，当结果变量和所有的影响变量均为数值变量时，一般采用多元线性回归分析。

多元线性回归分析原理如下：假定对 n 例观察对象，逐一测定了结果变量 Y 与 m 个影响变量 X_1、X_2、…、X_m 的数据，数据格式如表 21-1。

表 21-1　多元回归分析数据格式

编号	X_1	X_2	…	X_m	Y
1	X_{11}	X_{12}	…	X_{1m}	Y_1
2	X_{21}	X_{22}	…	X_{2m}	Y_2
…	…	…	…	…	…
n	X_{n1}	X_{n2}	…	X_{nm}	Y_n

多元线性回归模型的一般形式为：

$$Y = \beta_0 + \beta_1 X_1 + \beta_2 X_2 + \cdots + \beta_m X_m + e \qquad \text{式 (21-1)}$$

其中，β_0 为常数项，又称为截距，β_1、β_2、$\cdots$、β_m 称为偏回归系数（partial regession coefficient），简称回归系数。式（21-1）表示数据中结果变量 Y 可以近似地表示为影响变量 X_1、X_2、$\cdots$、X_m 的线性函数，而 e 则是去除 m 个自变量对 Y 影响后的随机误差，也称残差。偏回归系数 β_j（$j = 1$、2、$\cdots$、m）表示在其他自变量保持不变时，X_j 增加或减少一个单位时 Y 的平均变化值。

（一）实例

例 21-1 为了研究空气中废气指数与汽车流量等因素的关系，有人测定了某城市交通点在单位时间内过往的汽车数、气温、空气湿度、风速以及空气中的废气指数，数据如表 21-2 所示。

表 21-2 空气中废气指数与相关因素的监测数据

车流 X_1	气温 X_2	气湿 X_3	风速 X_4	废气指数 Y
1300	20.0	80	0.45	6.6
1444	23.0	57	0.50	7.6
786	26.5	64	1.50	0.1
…	…	…	…	…
1496	27.0	65	0.65	14.5
1060	26.0	58	1.83	2.9
1436	28.0	68	2.00	9.9

（二）实例分析

例 21-1 数据是一个数值变量与多个数值变量的数据库数据。其中，结果变量是废气指数（Y），为数值变量；影响变量是车流（X_1）、气温（X_2）、气湿（X_3）、风速（X_4）四种变化指标，为数值变量。本例的分析目的是了解废气指数（Y）与车流（X_1）、气温（X_2）、气湿（X_3）、风速（X_4）之间的数量关系，采用多元线性回归分析方法。

（三）软件计算

1. SAS 计算

[**操作程序**] 例 21-1 的 SAS 操作程序 SASP21_1：

```
libname sas" F：\ data \ sas"；          /＊新建永久逻辑库，定义逻辑库（数据库库名）
                                           sas，指定路径为 F：\ data \ sas＊/
proc reg data = sas. d21_1；             /＊调用 reg 过程，选择 sas. d21_1 数据集＊/
model Y = X1-X4/selection = stepwise；
run；
```

[**计算结果**] 例 21-1 的 SAS 计算结果：

Variable x2 Entered: R-Square = 0.7874 and C(p) = 3.0103

Analysis of Variance

Source	DF	Sum of Squares	Mean Square	F Value	Pr > F
Model	3	639.58196	213.19399	24.69	<.0001
Error	20	172.71638	8.63582		
Corrected Total	23	812.29833			

Variable	Parameter Estimate	Standard Error	Type II SS	F Value	Pr > F
Intercept	-14.19990	5.79049	51.93296	6.01	0.0235
x1	0.01161	0.00247	190.72205	22.08	0.0001
x2	0.44948	0.18494	51.01084	5.91	0.0246
x4	-3.46971	1.04634	94.96084	11.00	0.0034

图 21-1　例 21-1 的 SAS 计算结果

例 21-1 的 SAS 计算结果如图 21-1：

应用多元线性回归分析结果显示：R^2（R – squares）= 0.7874，说明构建的回归方程可解释交通点废气指数变异性的 78.74%。F（F）= 24.69，P（P > F）< 0.0001，说明拟合的回归方程解释空气中废气指数的变化是有统计学意义的。使用逐步回归法进行回归系数的估计及检验，最后有三个自变量选入方程，结果表明：废气指数（Y）与车流（X_1：F（F value）= 22.08，P（P > F）= 0.0001，β_1（Parameter Estimate）= 0.01161）、气温（X_2：F（F value）= 5.91，P（P > F）= 0.0246，β_2（（Parameter Estimate））= 0.44948）和风速（X_4：F（F value）= 11.00，P（P > F）= 0.0034，β_4（（Parameter Estimate））= -3.46971）有线性回归关系，其中与风速（X_4）负相关。见图 21-1。

建立"最优"回归方程为 $Y = -14.200 + 0.012X_1 + 0.449X_2 - 3.470X_4$

2. SPSS 计算

[操作步骤]　例 21-1 的 SPSS 操作步骤 SPSSP21-1：

打开 d21-1. sav，在 SPSS 中按以下步骤操作：

Analyze

Regression

　　Linear...

　　　　Dependent：y

　　　　Independent（s）：X1/X2/X3/X4

　　　　Method：Stepwise

　　　　Statistics...

　　　　　　☑**Estimates**

　　　　　　☑**Confidence intervals**

　　　　　　☑**Model fit**

　　　　　　☑**Descriptives**

　　　　Options...

　　　　　　Stepping Method Criteria

　　　　　　Use probability of F

　　　　　　Entry： 0.1 **Removal：** 0.15

　　☑**Include constant in equation**

OK

[计算结果]　例21-1 的 SPSS 计算结果：

ANOVA^d

Model		Sum of Squares	df	Mean Square	F	Sig.
1	Regression	530.322	1	530.322	41.376	.000^a
	Residual	281.977	22	12.817		
	Total	812.298	23			
2	Regression	588.571	2	294.286	27.623	.000^b
	Residual	223.727	21	10.654		
	Total	812.298	23			
3	Regression	639.582	3	213.194	24.687	.000^c
	Residual	172.716	20	8.636		
	Total	812.298	23			

a. Predictors: (Constant), x1

b. Predictors: (Constant), x1, x4

c. Predictors: (Constant), x1, x4, x2

d. Dependent Variable: y

1. 回归方程方差分析计算结果

Model Summary

Model	R	R Square	Adjusted R Square	Std. Error of the Estimate
1	.808^a	.653	.637	3.58010
2	.851^b	.725	.698	3.26400
3	.887^c	.787	.755	2.93868

a. Predictors: (Constant), x1

b. Predictors: (Constant), x1, x4

c. Predictors: (Constant), x1, x4, x2

2. 回归方程拟合评价

Coefficients^a

Model		Unstandardized Coefficients		Standardized Coefficients			95% Confidence Interval for B	
		B	Std. Error	Beta	t	Sig.	Lower Bound	Upper Bound
1	(Constant)	-13.529	3.534		-3.829	.001	-20.858	-6.201
	x1	.016	.002	.808	6.432	.000	.011	.021
2	(Constant)	-5.000	4.867		-1.027	.316	-15.121	5.122
	x1	.012	.003	.623	4.476	.000	.007	.018
	x4	-2.522	1.078	-.325	-2.338	.029	-4.764	-.279
3	(Constant)	-14.200	5.790		-2.452	.024	-26.279	-2.121
	x1	.012	.002	.592	4.699	.000	.006	.017
	x4	-3.470	1.046	-.448	-3.316	.003	-5.652	-1.287
	x2	.449	.185	.273	2.430	.025	.064	.835

a. Dependent Variable: y

3. 回归系数的估计及检验结果

图 21-2　例 21-1 的 SPSS 计算结果

例21-1 的 SPSS 计算结果由三部分组成：

第一部分回归方程方差分析计算结果可知：应用多元线性回归分析表明 $F = 24.687$，$P = 0.000$，说明这拟合的回归方程解释空气中废气指数的变化有统计学意义。

第二部分回归方程拟合评价结果可知：$R^2 = 0.787$，说明构建的回归方程可解释交通点废气指数变异性的 78.7%。

第三部分回归系数的估计及检验结果可知：使用逐步回归法对例21-1 进行回归系数的估计及检验，最后有三个自变量选入方程，结果表明，废气指数（Y）与车流（X_1：$t\,(\text{t}) = 4.699$，$P\,(\text{Sig}) = 0.000$，$\beta_1\,(\text{B}) = 0.012$）、气温（$X_2$：$t\,(\text{t}) = 2.430$，$P$

（Sig）=0.025，β_2（B）=0.449）和风速（X_4：t（t）=-3.316，P（Sig）=0.000，β_4（B）=-3.470）有线性回归关系，其中与风速（X_4）负相关。见图21-1。

因此，建立"最优"回归方程为 $Y = -14.200 + 0.012X_1 + 0.449X_2 - 3.470X_4$

第二节 一个数值变量与多个分类变量之间关系的分析

一个数值变量与多个分类变量之间关系的分析，一般是指结果变量为数值变量，影响变量为多个分类变量，用二维数据库形式呈现的数据分析。如研究不同喂养方式（母乳喂养、人工喂养、混合喂养）和性别因素对周岁儿童身高的影响，不同饲料及其不同加工方法、不同喂养方法对小白鼠增重的影响等，分别属于2个、3个等多个分类影响变量对数值变量的影响，应用1个数值变量与2个分类变量关系的两因素设计（即随机区组设计）的方差分析，或1个数值变量与3个或更多个分类变量关系的方差分析；如果进一步考虑各分类变量不同类别（即不同水平）间的相互影响，可应用析因设计的方差分析。限于篇幅，不对随机区组设计方差分析及析因设计方差分析的公式等内容进行详细讲解，读者可自行查阅相关书籍。

一、随机区组设计的方差分析

随机区组设计的方差分析可看作是1个数值变量与2个分类变量之间关系的分析，是分析1个数值变量（结果变量）与2个分类变量（影响变量）之间的关系，分析两个分类变量对一个数值变量的影响是否存在差别。

（一）实例

例21-2 为研究甲、乙、丙营养素对小白鼠体重的影响，取6窝不同种系的小白鼠，每窝3只，随机地安排喂养甲、乙、丙3种营养素中的一种，然后测定其体重（g），结果见下表21-3。问喂养不同的营养素对不同窝别小白鼠体重是否有影响？

表21-3 三种营养素喂养小白鼠的体重（g）

编号	分组	窝别	体重
1	1	1	64
2	1	2	53
3	1	3	70
…	…	…	…
17	3	5	66
18	3	6	46

注：营养素中1为甲，2为乙，3为丙；窝别分为1，2，…，5，6种。

（二）实例分析

例21-2数据是含一个数值变量和两个分类变量的数据库数据。其中，结果变量是体重 weight（g），为数值变量；影响变量是营养素分组（group = 1、2、3）和窝别区组（block = 1、2、3、4、5、6），组别有甲、乙、丙三种营养素组，区组有6个窝别，都为多项无序分类变量。其分析目的是研究不同组别不同窝别小白鼠体重的差别，即两个分类变量对一个数值变量的影响是否存在差别，采用随机区组设计的方差分析。

（三）软件计算

1. SAS 计算

[**操作程序**] 例21-2 的 SAS 操作程序 SASP21_2：

```
libname sas" F：\ data \ sas";          /*新建永久逻辑库，定义逻辑库（数据库库
                                        名）sas，指定路径为 F：\ data \ sas */

proc glm data = sas. d21_2;             /*调用 glm 过程，选用 d21_2 数据集进行方差
                                        分析 */

class group block;
model weight = group block;
means group/snk;                        /*使用 SNK 法进行两两比较 */
run;
```

[**计算结果**] 例21-2 的 SAS 计算结果：

The GLM Procedure

Dependent Variable: weight

Source	DF	Sum of Squares	Mean Square	F Value	Pr > F
Model	7	2244.222222	320.603175	113.60	<.0001
Error	10	28.222222	2.822222		
Corrected Total	17	2272.444444			

R-Square	Coeff Var	Root MSE	weight Mean
0.987581	2.918827	1.679947	57.55556

Source	DF	Type I SS	Mean Square	F Value	Pr > F
group	2	179.111111	89.555556	31.73	<.0001
block	5	2065.111111	413.022222	146.35	<.0001

Source	DF	Type III SS	Mean Square	F Value	Pr > F
group	2	179.111111	89.555556	31.73	<.0001
block	5	2065.111111	413.022222	146.35	<.0001

1. 方差分析的结果

The GLM Procedure

Student-Newman-Keuls Test for weight

NOTE: This test controls the Type I experimentwise error rate under the complete null hypothesis but not under partial null hypotheses.

Alpha	0.05
Error Degrees of Freedom	10
Error Mean Square	2.822222

Number of Means	2	3
Critical Range	2.1611118	2.6588312

Means with the same letter are not significantly different.

SNK Grouping	Mean	N	group
A	62.0000	6	3
B	55.6667	6	2
B			
B	55.0000	6	1

2. 两两比较结果

图 21-3 例 21-2 的 SAS 计算结果

例 21-2 的 SAS 计算结果由两部分组成：

第一部分为方差分析的结果：对营养素（处理组因素）方差分析得 $F = 31.73$，$P < 0.0001$，差异有统计学意义，可认为不同营养素组小白鼠的体重存在差异；对窝别（区组因素）方差分析得 $F = 146.35$，$P < 0.0001$，差异有统计学意义，可认为不同窝别小白鼠的体重存在差异。

第二部分为利用 SNK 法进行两两比较的结果，结果提示：甲组和乙组小白鼠平均体重相近（有相同的字母 B，差异没有统计学意义），而甲、乙组小白鼠体重低于丙组（没有相同的字母，差异有统计学意义）。

2. SPSS 计算

[**操作步骤**]　例 21-2 操作步骤 SPSSP21-2：

打开 d21-2. sav 文件，在 SPSS 程序中按以下步骤操作：

Analyze

  General linear Model

    Univariate

      Dependent list：[**weight**]

      Fixed Factor（s）：[**group**]

      Random Factor（s）：[**block**]

      Model

        ⊙Custom：group

        block

        Continue

      Post Hoc

        ☑SNK

      Continue

      OK

[**计算结果**]　例 21-2 的 SPSS 计算结果：

Tests of Between-Subjects Effects

Dependent Variable: 体重增量

Source		Type III Sum of Squares	df	Mean Square	F	Sig.
Intercept	Hypothesis	59627.556	1	59627.556	144.369	.000
	Error	2065.111	5	413.022[a]		
group	Hypothesis	179.111	2	89.556	31.732	.000
	Error	28.222	10	2.822[b]		
block	Hypothesis	2065.111	5	413.022	146.346	.000
	Error	28.222	10	2.822[b]		

a. MS(block)

b. MS(Error)

1. 方差分析结果

weight

Student-Newman-Keuls[a,b]

group	N	Subset 1	Subset 2
1	6	55.00	
2	6	55.67	
3	6		62.00
Sig.		.507	1.000

Means for groups in homogeneous subsets are displayed.
Based on Type III Sum of Squares
The error term is Mean Square(Error) = 2.822.

    a. Uses Harmonic Mean Sample Size = 6.000.

    b. Alpha = .05.

2. 多个样本均数两两比较的 SNK 检验

图 21-4 例 21-2 的 SPSS 计算结果

例 21-2 经 SPSS 计算结果由两部分组成：

第一部分为随机区组设计资料的方差分析结果，处理组（group）间 $F = 31.732$，$P = 0.000 < 0.05$，差异有统计学意义，即不同营养素对小白鼠体重有影响；区组（block）间 $F = 146.346$，$P = 0.000 < 0.05$，差异有统计学意义，即不同窝别对小白鼠体重有影响。

第二部分为 SNK 两两比较（Student-Newman-Keuls）结果，甲组和乙组小白鼠体重相近（都在同一亚组 1 中），没有统计学意义；甲、乙两组体重低于丙组（处在不同亚组 1、2 中），有统计学意义。

二、析因设计的方差分析

析因设计的方差分析 1 个数值变量与 n 个分类变量之间关系的分析。当结果变量为数值变量，影响变量为分类变量，且分类变量有两个或两个以上，每个分类变量至少有两项（两个水平以上），当分析多个分类变量（包括多个分类变量中相互作用）对数值变量的影响，并希望了解这些影响因素之间有无交互作用，可作析因设计的方差分析，简称析因分析。如以某营养试验为例，设 A 因素为食物的蛋白质含量，有两个水平：含量高（蛋白质含量 >10%）和含量低（蛋白质含量 <4%），B 因素为食物的脂肪含量，有两个水平：含量高（脂肪含量 >15%）和含量低（脂肪含量 <5%），欲比较不同蛋白质含量及脂肪含量对小鼠体重的影响，属于析因分析的内容。

析因分析主要指标有单独效应、主效应和交互作用。

1. 单独效应是指其他分类变量各类别水平固定时，同一分类变量中各类别（水平）的差别。

2. 主效应指某主要研究的分类变量各水平间的差别。

3. 交互效应指当某分类变量各个类别的单独效应随另一分类变量各类别水平的变化而变化，且类别间的差异超出随机波动范围时，则称这两个因素间存在交互作用。

在统计分析时，若存在交互效应，须逐一分析各因素的单独效应。反之，如果不存在交互效应，则各因素的作用相互独立，分析某一因素的作用只需分析该因素的主效应。析因分析可反映各因素各水平组合后的协同作用和拮抗作用，在医学上常用于筛选最佳治疗方案、药物配方、实验条件等研究。由于篇幅所限，不对其公式等内容进行详细讲解，读者可自行查阅相关书籍。

（一）实例

例21-3 研究不同缝合方法及缝合后时间对家兔轴突通过率（%）的影响，结果见表21-4。问不同缝合方法的轴突通过率（%）有无差别？缝合后时间长短对轴突通过率（%）有无影响？两者间有无交互作用？

表21-4 不同缝合方法及缝合后时间的家兔轴突通过率（%）

编号	缝合方法	缝合后时间	轴突通过率（%）
1	1	1	30
2	1	1	30
3	1	1	70
…	…	…	…
20	2	2	30

注：缝合方法中1为外膜缝合、2为束膜缝合；缝合后时间中1为1月后、2为2月后。

（二）实例分析

例21-3数据是含两个分类变量和一个数值变量的数据库数据，其中，结果变量是轴突通过率rate（%），看作数值变量；影响变量是缝合方法（method=1、2）和缝合后时间（time=1、2），都为分类变量，也各有不同水平。本题的分析目的是研究不同缝合方法和不同缝合后时间对轴突通过率是否有影响以及两因素之间的交互作用。故对该数据的分析属于可能存在交互作用的数值变量与两个分类变量关系分析，采用析因设计的方差分析。

（三）软件计算

1. SAS计算

[操作程序] 例21-3的SAS程序SASP21_3：

```
libname sas " F：\ data \ sas";          /*新建永久逻辑库，定义逻辑库名（数据
                                           库库名）sas，指定保存路径为 F：\ data \
                                           sas */
proc means data = sas. d21_3;            /*调用 means 过程，选择 sas. d21_3 数据集
                                           */
var rate;                                /*定义分析变量为 rate */
class method time;                       /*定义分组变量为 method、time */
run;
pro canova data = sas. d21_3;            /*调用 anova 过程，选择 sas. d21_3 数据
                                           集 */
class method time;                       /*定义分组变量为 method、time */
model t = method time method * time;     /*定义析因设计模型 */
```

run;

　　[**计算结果**]　例 21-3 的 SAS 计算结果：

The MEANS Procedure

Analysis Variable : rate

method	time	N Obs	N	Mean	Std Dev	Minimum	Maximum
1	1	5	5	44.0000000	19.4935887	30.0000000	70.0000000
	2	5	5	24.0000000	19.4935887	10.0000000	50.0000000
2	1	5	5	52.0000000	14.8323970	30.0000000	70.0000000
	2	5	5	28.0000000	14.8323970	10.0000000	50.0000000

1. 统计描述

The ANOVA Procedure

Dependent Variable: rate

Source	DF	Sum of Squares	Mean Square	F Value	Pr > F
Model	3	2620.000000	873.333333	2.91	0.0666
Error	16	4800.000000	300.000000		
Corrected Total	19	7420.000000			

R-Square	Coeff Var	Root MSE	rate Mean
0.353100	46.81218	17.32051	37.00000

Source	DF	Anova SS	Mean Square	F Value	Pr > F
method	1	180.000000	180.000000	0.60	0.4499
time	1	2420.000000	2420.000000	8.07	0.0118
method*time	1	20.000000	20.000000	0.07	0.7995

2. 析因设计的方差分析计算结果

图 21-5　例 21-3 的 SAS 计算结果

　　例 21-3 的 SAS 计算结果由两部分组成：

　　第一部分是统计描述，包含了缝合方法和缝合后时间不同组合下阵痛时间的均数（mean）、标准差（Std Dev）、最小值（Minimum）和最大值（Maximum）。

　　第二部分是析因设计的方差分析计算结果。其中模型（Source = Model）的 $F = 2.91$，$P = 0.0666 > 0.05$，表明模型无统计学意义；缝合方法（Source = method）的 $F = 0.60$，$P = 0.4499 < 0.0001$，不同缝合方法的轴突通过率差异无统计学意义，即不同缝合方法的轴突通过率没有差异；time（Source = time）的 $F = 8.07$，$P = 0.0118 < 0.05$，不同缝合后时间的轴突通过率差异有统计学意义，即不同缝合后时间的轴突通过率不同；不同缝合方法和缝合后时间的交互作用（Source = method * time）的 $F = 0.07$，$P = 0.7995 > 0.05$，不同缝合方法和不同缝合后时间各种组合的轴突通过率差异无统计学意义，即两者无交互作用。结合第一部分各组合下轴突通过率均数的比较结果可知，1 月后的轴突通过率高于 2 月后的轴突通过率，见图 21-5。

　　2. SPSS 计算

　　[**操作步骤**]　例 21-3 的 SPSS 程序 SPSSP21-3：

　　打开 d21-3. sav 文件，按以下步骤在 SPSS 中进行操作：

Analyze

　　General linear Model

　　　　Univariate...

　　　　　　Dependent Variable：[**rate**]

Fixed Factor（s）：[method]
　　　　　　　[time]

Model...

⊙**Full Factorial**

Sum of squares：Type Ⅲ
　　　　　☑Include intercept in model

Continue

Options...

Display
　　　　　☑Descriptive statistics

Continue

Post Hoc...

Post Hoc Tests for：method time

Equal Variances Assumed
　　　　　☑LSD
　　　　　Continue

Plots...

Horizontal Axis：method

Separate Lines：time
　　　　Add
　　　　Continue

OK

［计算结果］ 例21-3 的 SPSS 计算结果：

Descriptive Statistics

Dependent Variable: rate

method	time	Mean	Std. Deviation	N
1	1	44.0000	19.49359	5
	2	24.0000	19.49359	5
	Total	34.0000	21.18700	10
2	1	52.0000	14.83240	5
	2	28.0000	14.83240	5
	Total	40.0000	18.85618	10
Total	1	48.0000	16.86548	10
	2	26.0000	16.46545	10
	Total	37.0000	19.76174	20

1. 统计描述

Tests of Between-Subjects Effects

Dependent Variable: rate

Source	Type III Sum of Squares	df	Mean Square	F	Sig.
Corrected Model	2620.000[a]	3	873.333	2.911	.067
Intercept	27380.000	1	27380.000	91.267	.000
method	180.000	1	180.000	.600	.450
time	2420.000	1	2420.000	8.067	.012
method * time	20.000	1	20.000	.067	.800
Error	4800.000	16	300.000		
Total	34800.000	20			
Corrected Total	7420.000	19			

a. R Squared = .353 (Adjusted R Squared = .232)

2. 析因设计的方差分析计算结果

图 21-6 例 21-3 的 SPSS 计算结果

例 21-3 的 SPSS 结果主要由两部分组成：

第一部分是统计描述，包含了缝合方法和缝合后时间不同组合下阵痛时间的均数（Mean）、标准差（Std. Deviation）和例数（N）。

第二部分是析因设计的方差分析计算结果。其中模型（Source = Corrected Model）的 $F = 2.911$，$P = 0.067 > 0.05$，表明模型无统计学意义；缝合方法（Source = method）的 $F = 0.600$，$P = 0.450 > 0.0001$，不同缝合方法的轴突通过率差异无统计学意义，即不同缝合方法的轴突通过率没有差异；time（Source = time）的 $F = 8.067$，$P = 0.012 < 0.05$，不同缝合后时间的轴突通过率差异有统计学意义，即不同缝合后时间的轴突通过率不同；不同缝合方法和缝合后时间的交互作用（Source = method * time）的 $F = 0.067$，$P = 0.800 > 0.05$，不同缝合方法和不同缝合后时间各种组合的轴突通过率差异无统计学意义，即两者无交互作用。结合第一部分各组合下轴突通过率均数的比较结果可知，1 月后的轴突通过率高于 2 月后的轴突通过率，见图 21-6。

第三节 一个数值变量与混合多个变量之间的关系分析

1 个数值变量与混合多个变量之间的关系分析，由于设计方案不同，包括有协方差分析、COX 模型等不同的分析方法。

一、协方差分析

1 个数值变量与 n 个分类变量、数值变量间关系的分析，可选用的分析方法有多种，如 COX 回归分析、协方差分析等。其中协方差分析可排除非处理因素的干扰和影响，从而准确地获得处理因素的效应，对混杂因素进行控制。本节以协方差分析为例。

协方差分析本质上是将直线回归和方差分析结合起来应用的一种统计方法，包括以下几种设计类型：完全随机设计、随机区组设计、配伍设计和析因设计等。本节仅介绍完全随机设计的协方差分析，且由于篇幅所限，不对其公式等内容进行详细讲解，读者可自行查阅相关书籍。

（一）实例

例 21-4 为研究 A、B、C 三种药物对体重的影响，用猪作为实验对象，在同一饲料中加入不同的药物各喂养 8 头猪，测得每头猪的初始重量（X）和一段时间后增重（Y）数据见表 21-5。试分析三种药物饲料增加猪体重的效果是否相同？

表 21-5 三种饲料喂养猪的初始重量与增重（单位：kg）

编号	A 饲料		B 饲料		C 饲料	
	X1	Y1	X2	Y2	X3	Y3
1	15	85	17	97	22	89
2	13	83	16	90	24	91
3	11	65	18	100	20	83
4	12	76	18	95	23	95
5	12	80	21	103	25	100
6	16	91	22	106	27	102
7	14	84	19	99	30	105
8	17	90	18	94	32	110

（二）实例分析

例 21-4 数据是含一个数值变量与一个分类变量、一个数值变量的类数据库数据（不是严格要求的数据库数据，读者注意区别）。其中，结果变量是增重 Y（kg），为数值变量；影响变量是分组（group = 1、2、3），有 A、B、C 三种药物饲料；另一个影响变量是初始重量 X（kg），为数值变量，可视为混杂因素，在统计分析中又称协变量。本例的分析目的是研究三种药物饲料对猪增重效果是否相同，若不考虑协变量的作用，直接对其进行方差分析，可能因为混杂因素的影响而得出不正确的结论，若考虑协变量的作用，采用协方差分析。

（三）软件计算

1. SAS 计算

［操作程序］ 例 21-4 的 SAS 程序 SASP21_4：

```
libname sas" F: \ data \ sas ";              /*新建永久逻辑库，定义逻辑库（数据库库
                                              名）sas，指定路径为 F: \ data \ sas */

proc glm data = sas. d21_4;                   /*调用 glm 过程，选择 sas. d21_4 数据集*/
class group;
model y = x group/solution;                   /*用 model 定义模型因变量 y，协变量 x*/
lsmeans group/std err p diff;
output p = yp;
means group;
run;
```

［计算结果］ 例 21-4 的 SAS 计算结果：

R-Square	Coeff Var	Root MSE	y Mean
0.910947	3.658599	3.373534	92.20833

1. 模型拟合情况评价

Source	DF	Type I SS	Mean Square	F Value	Pr > F
x	1	1621.125000	1621.125000	142.44	<.0001
group	2	707.218765	353.609382	31.07	<.0001

Source	DF	Type III SS	Mean Square	F Value	Pr > F
x	1	1010.760432	1010.760432	88.81	<.0001
group	2	707.218765	353.609382	31.07	<.0001

Parameter		Estimate	Standard Error	t Value	Pr > |t|
Intercept		35.93518188 B	6.57547140	5.47	<.0001
x		2.40156919	0.25483321	9.42	<.0001
group	1	12.79324180 B	3.40898947	3.75	0.0013
group	2	17.33559201 B	2.40915113	7.20	<.0001
group	3	0.00000000 B			

NOTE: The X'X matrix has been found to be singular, and a generalized inverse was used to solve the normal equations. Terms whose estimates are followed by the letter 'B' are not uniquely estimable.

2. 协方差分析结果

The GLM Procedure
Least Squares Means

group	y LSMEAN	Standard Error	Pr > |t|	LSMEAN Number
1	94.9586305	1.8403872	<.0001	1
2	99.5009807	1.2033114	<.0001	2
3	82.1653887	1.9643967	<.0001	3

3. 修正均数

图 21-7　例 21-4 的 SAS 计算结果

例 21-4 的 SAS 计算结果由三部分组成：

第一部分模型拟合情况评价的结果可知 $R^2 = 0.9109$，说明该模型可解释增重差异的 91.09%。

第二部分协方差分析结果可知 $F = 88.81$，$P < 0.0001$，故可认为初始体重（X）对增重（Y）影响显著，即 X、Y 存在直线关系。调整后的直线方程是 $Y = 35.94 + 2.40X$。F（group）＝ 31.07，$P < 0.0001$，可认为在扣除初始体重因素的影响后，三组猪的总体增重均数有差别。

第三部分修正均数结果可知：Y（A）＝ 94.96，Y（B）＝ 99.50，Y（C）＝ 82.17。因 $P < 0.0001$，可以认为三组药物饲料的增重效果不同。

2. SPSS 计算

[**操作步骤**]　例 21-4 的 SPSS 程序 SPSSP21-4：

Analyze

 General Linear model

  Univariate

   Dependent：Y

   Fixed Factor（S）：group

   Covariate（S）：X

  Options

   Display Means for：group

   ☑ Homogeneity tests

   ☑ Descriptive statistics

   ☑ Paeameter estimates

Continue

OK

[计算结果] 例21-4 的 SPSS 计算结果：

Tests of Between-Subjects Effects

Dependent Variable: y

Source	Type III Sum of Squares	df	Mean Square	F	Sig.
Corrected Model	2328.344ᵃ	3	776.115	68.196	.000
Intercept	980.448	1	980.448	86.150	.000
x	1010.760	1	1010.760	88.813	.000
group	707.219	2	353.609	31.071	.000
Error	227.615	20	11.381		
Total	206613.000	24			
Corrected Total	2555.958	23			

a. R Squared = .911 (Adjusted R Squared = .898)

1. 协方差分析结果

Parameter Estimates

Dependent Variable: y

Parameter	B	Std. Error	t	Sig.	95% Confidence Interval	
					Lower Bound	Upper Bound
Intercept	35.935	6.575	5.465	.000	22.219	49.651
x	2.402	.255	9.424	.000	1.870	2.933
[group=1]	12.793	3.409	3.753	.001	5.682	19.904
[group=2]	17.336	2.409	7.196	.000	12.310	22.361
[group=3]	0ᵃ	.	.	.	.	.

a. This parameter is set to zero because it is redundant.

2. 参数估计

group

Dependent Variable: y

group	Mean	Std. Error	95% Confidence Interval	
			Lower Bound	Upper Bound
1	94.959ᵃ	1.840	91.120	98.798
2	99.501ᵃ	1.203	96.991	102.011
3	82.165ᵃ	1.964	78.068	86.263

a. Covariates appearing in the model are evaluated at the following values: x = 19.25.

3. 修正均数

图 21-8 例 21-4 的 SPSS 计算结果

例21-4 的 SPSS 结果由三部分组成：

第一部分协方差分析结果可知：可知 $F = 88.81$，$P = 0.000 < 0.05$，故可认为初始体重（X）对增重（Y）影响显著，即 X、Y 存在直线关系。F（GROUP）$= 31.07$，$P = 0.000$，

可认为在扣除初始体重因素的影响后，三组不同药物饲料组中猪总体增重均数存在差别。

第二部分参数估计结果可知：调整后的直线方程是 Y = 35.94 + 2.40X。

第三部分修正均数结果可知：Y（A）= 94.96，Y（B）= 99.50，Y（C）= 82.17。因 $P < 0.05$，因此可以认为三组药物增加体重的效果不同。

二、COX 回归模型

根据研究目的不同分析方法不同，如果研究诸多因素（变量）对生存时间的影响，可采用 COX 回归模型进行分析。

COX 回归模型假定的风险函数如式（21-2）：

$$h(t/X) = h0(t)\exp(\beta_1 X_1 + \beta_2 X_2 + \cdots\cdots + \beta p X p) \qquad 式（21-2）$$

其中：$h(t/X)$ 为风险函数，又称风险率或瞬间死亡率；$h0(t)$ 为基准风险函数，是与时间有关的任意函数；Xp、βp 分别是观察变量及其回归系数。

（一）实例

例 21-5 为探讨某恶性肿瘤的预后，收集了 63 例病人的生存时间、结局及影响因素。影响因素包括病人的治疗方式、肿瘤的浸润程度、组织学类型、是否有淋巴结转移及病人的性别、年龄，生存时间以月计算。试用 COX 回归模型分析预后因素。

表 21-6 某恶性肿瘤的影响因素及量化值

编号	X1	X2	X3	X4	X5	X6	time	status
1	54	0	0	0	1	0	52	0
2	57	0	1	1	0	0	51	0
3	58	0	0	1	1	1	35	1
…	…	…	…	…	…	…	…	…
63	62	0	0	1	1	2	16	1

注：表中 X1 为年龄（岁），X2 为性别（0：女，1：男），X3 为组织学类型（0：低分化，1：高分化），X4 为治疗方式（0：新疗法，1：传统疗法），X5 为淋巴结转移（0：否，1：是）；X6 为肿瘤浸润程度（0：未突破浆膜层，1：突破浆膜层），time 为生存时间（月），status 为结局（0：截尾，1：死亡）。

（二）实例分析

例 21-5 数据是含一个数值变量与 5 个分类变量、1 个数值变量间的数据库数据。其中，结果变量是生存时间 time（月），为数值变量；影响变量是年龄（X1）、性别（X2）、组织学类型（X3）、治疗方式（X4）、淋巴结转移（X5）、肿瘤浸润程度（X6），其中年龄为数值变量，其余为分类变量。本例的研究目的是分析各个影响变量对一个结果变量预后（生存时间）的影响，可采用 COX 模型对其进行分析。

（三）软件计算

1. SAS 计算

［操作程序］ 例 21-5 的 SAS 程序 SASP21_5：

```
libname sas" F： \ data \ sas" ;
```
/ * 新建永久逻辑库，定义逻辑库（数据库库名）sas，指定路径为 F： \ data \ sas * /

```
proc phreg data = sas. d21_5;          /* 调用 phreg 过程进行 COX 模型分
                                           析，选择 sas. d21_5 数据集 */

model time * status (0)  = x1-x6       /* model 语句定义回归模型的自变量
/selection =                              及应变量并采用逐步回归分析进行
stepwise slentry = 0.05 slstay = 0.10 details;   COX 回归分析 */
run;
```

[计算结果]　例 21-5 的 SAS 计算结果：

Analysis of Effects Eligible for Entry

Effect	DF	Score Chi-Square	Pr > ChiSq
x1	1	0.3706	0.5427
x2	1	11.3001	0.0008
x3	1	3.0631	0.0801
x4	1	13.0399	0.0003
x5	1	4.6338	0.0313
x6	1	6.7759	0.0092

1. 待纳入模型变量分析结果

Parameter	DF	Parameter Estimate	Standard Error	Chi-Square	Pr > ChiSq	Hazard Ratio
x4	1	1.54066	0.56142	7.5306	0.0061	4.668
x5	1	0.91135	0.44551	4.1846	0.0408	2.488
x6	1	0.46342	0.25060	3.4197	0.0644	1.589

2. 纳入 COX 模型的变量分析结果

图 21-9　例 21-5 的 SAS 计算结果

例 21-5 的 SAS 结果主要由两部分组成：

第一部分待纳入模型时变量分析结果：可知 X2、X4、X5、X6 有统计学意义（$P < 0.05$）。

第二部分采用逐步前进法进行 COX 回归分析结果得：仅 X4、X5 纳入模型，且回归系数均为正，相对危险度分别为 4.668、2.488。因此可以认为治疗方式中传统疗法死亡的危险是新疗法的 4.668 倍，淋巴结是否转移中转移的死亡危险是未转移的 2.488 倍。

2. SPSS 计算

[操作步骤]　例 21-5 的 SPSS 程序 SPSSP21-5：

打开 d21-5. sav，在 SPSS 中按以下步骤操作：

Analyze

　Survival

　　Cox Regression

　　　Time：time

　　　Status：status（1）

　　　Covariates：X1 ~ X6

　　　Method：Forward：LR

　　　Plot type

　　　　☑Survival

　　　Options

　　　　☑**CI for exp（B）95%**

Entry： 0.05   **Removal：** 0.10

OK

［**计算结果**］ 例 21-5 的 SPSS 计算结果：

Variables not in the Equation[a]

	Score	df	Sig.
x1	.082	1	.774
x2	3.356	1	.067
x3	1.076	1	.300
x4	5.977	1	.014
x5	2.420	1	.120
x6	4.792	1	.029

a. Residual Chi Square = 17.833 with 6 df Sig. = .007

1. 未纳入模型时变量的分析结果

Variables in the Equation

		B	SE	Wald	df	Sig.	Exp(B)	95.0% CI for Exp(B) Lower	Upper
Step 1	x4	1.498	.670	5.003	1	.025	4.473	1.204	16.621
Step 2	x4	1.422	.674	4.445	1	.035	4.143	1.105	15.534
	x6	1.187	.625	3.610	1	.057	3.277	.963	11.150
Step 3	x4	1.623	.702	5.347	1	.021	5.068	1.281	20.055
	x5	1.753	.725	5.839	1	.016	5.771	1.392	23.916
	x6	1.700	.688	6.112	1	.013	5.473	1.422	21.061

2. 纳入模型的变量分析结果

图 21-10 例 21-5 的 SPSS 计算结果

例 21-5 的 SPSS 结果主要由两部分组成：

第一部分待纳入模型时变量分析结果可知：X2、X4、X6 有统计学意义（$P < 0.05$）。

第二部分纳入模型的变量分析结果：采用似然比前进法进行 COX 回归模型进行多因素分析，可知仅 X4、X5、X6 纳入模型，且回归系数均为正，相对危险度分别为 5.068，5.771，5.473。因此可以认为治疗方式中传统疗法死亡的危险是新疗法的 5.068 倍，淋巴结是否转移中转移的死亡危险是未转移的 5.473 倍，肿瘤浸润程度中突破浆膜层的死亡危险是未突破浆膜层的 5.473 倍。

注意：SAS 与 SPSS 的计算结果存在一定的差异。

第四节 一个分类变量与混合多变量之间的关系分析

1 个分类变量与混合多变量之间的关系分析是指结果变量为分类变量，影响变量为混合多个变量（有无序分类变量、有序分类变量和数值变量中的两种或两种以上）时多变量关系的分析。如研究寻找冠心病发作的危险因素，冠心病发作与否是结果变量，属于二项分类变量，危险因素可以是性别、BMI 指数和年龄等多种不同类型的混合变量。这类型的资料选用 Logistic 回归分析。其原理与前面相应章节一致，此处不详细讲解。

（一）实例

例 21-6 为研究急性肾衰竭（ARF）患者死亡的危险因素，经回顾性调查，获得某医院 1990～2000 年中发生 ARF 的 422 名住院患者的临床资料，见表 21-7。问影响 ARF 患者死亡的因素有哪些？

（二）实例分析

表 21-7　ARF 患者的临床资料

编号	性别	年龄	治疗方法	是否死亡
1	1	8	1	1
2	1	9	1	1
3	1	9	1	0
4	1	10	1	1
5	1	10	1	0
…	…	…	…	…
422	2	89	1	0

注：性别中 1 为男，2 为女；治疗方法中 1 为 A 疗法，2 为 B 疗法，3 为 C 疗法，4 为 D 疗法；死亡与否中 0 为否，1 为是。

例 21-6 数据是含两个二项分类变量、一个多项无序分类变量和一个数值变量的数据库数据。其中，结果变量是死亡与否（dead），属于二项分类变量。影响变量含有二项分类变量性别（sex）、数值变量年龄（age）和无序多项分类变量治疗方法（type）多种不同类型。对该数据的分析属于一个分类变量与混合多变量之间的关系分析，宜采用 Logistic 回归分析，可直接使用软件计算。其原理和方法参见第十三章。

（三）软件计算

1. SAS 计算

[操作程序]　例 21-6 的 SAS 程序 SASP21_6：

```
libname sas" F：\ data \ sas";          /＊新建永久逻辑库，定义逻辑库名（数据库
                                          库名）sas，指定保存路径为 F：\ data \
                                          sas ＊/

proc logistic data = sas. d21_6 des；    /＊调用 logistic 过程，选择 sas. d21_6 数据
                                          集＊/

class type（param = ref ref = '1 '）；    /＊以 A 疗法作为对照＊/

model dead = sex age type               /＊定义 Logistic 模型＊/

/selection = f；                         /＊变量筛选的方法为向前选择法＊/

run；
```

[计算结果]　例 21-6 的 SAS 计算结果：

```
            Testing Global Null Hypothesis: BETA=0

Test                Chi-Square      DF       Pr > ChiSq

Likelihood Ratio    44.9001          3        <.0001
Score               42.1728          3        <.0001
Wald                37.8792          3        <.0001
```

1. 模型的拟合信息

```
Odds Ratio Estimates

                   Point           95% Wald
Effect           Estimate     Confidence Limits

type 2 vs 1        0.236       0.143      0.389
type 3 vs 1        2.773       0.529     14.545
type 4 vs 1        3.328       0.660     16.784
```

2. 模型参数估计

图 21-11 例 21-6 的 SAS 计算结果

例 21-6 的 SAS 结果主要由两部分组成：

第一部分是模型的拟合信息：本例中似然比检验结果 $\chi^2 = 44.9001$，$P < 0.0001$；Score 检验结果 $\chi^2 = 42.1728$，$P < 0.0001$；Wald 检验结果 $\chi^2 = 37.8792$，$P < 0.0001$。P 值均小于 0.05，故可以认为模型成立。

第二部分是模型参数估计：模型的变量只有治疗方式（type）。其中 B 疗法与 A 疗法比较，$OR = 0.236$，OR 95% CI 为（0.143，0.389），可以认为 B 疗法的死亡率是 A 疗法的 0.236 倍；C 疗法与 A 疗法比较，$OR = 2.773$，OR 95% CI 为（0.529，14.545）；D 疗法与 A 疗法比较，$OR = 3.328$，OR 的 95% CI 为（0.660，16.784），因 OR 值包含 1，尚不能认为 A 疗法与 C、D 疗法的死亡率有差异，见图 21-11。

2. SPSS 计算

[**操作步骤**] 例 21-6 的 SPSS 程序 SPSSP21-6：

打开 d21-6. sav 文件，按以下步骤在 SPSS 中进行操作：

Analyze

  Regression

    Binary Logistic...

      Dependent：[dead]

      Covariates：sex age type

      Method：**Forward**：**LR**

      Categorical...

        Categorical Covariates：type

        Change Contrast：

          Contrast：Indicator

          Reference Category：⊙ First

          Change

      Continue

    Options...

      Statistics and Plots

        ☑CI for exp（B）：95%

      Display

        ⊙ At last step

    Continue

OK

[计算结果] 例21-6 的 SPSS 计算结果：

Omnibus Tests of Model Coefficients

		Chi-square	df	Sig.
Step 1	Step	44.900	3	.000
	Block	44.900	3	.000
	Model	44.900	3	.000

1. 模型系数的全局性检验结果

Variables in the Equation

		B	S.E.	Wald	df	Sig.	Exp(B)	95.0% C.I.for EXP(B) Lower	Upper
Step 1	type			37.880	3	.000			
	type(1)	-1.446	.256	31.965	1	.000	.236	.143	.389
	type(2)	1.020	.845	1.456	1	.228	2.773	.529	14.545
	type(3)	1.202	.826	2.121	1	.145	3.328	.660	16.784
	Constant	-.104	.122	.725	1	.394	.901		

a. Variable(s) entered on step 1: type.

2. 参数检验结果

图 21-12 例 21-6 的 SPSS 计算结果

例21-6 的 SPSS 计算结果主要由两部分组成：

第一部分模型系数的全局性检验结果显示：$\chi^2 = 44.900$，$P = 0.000 < 0.05$，故可认为该模型成立。

第二部分参数检验结果：进入模型的变量只有治疗方式（type）。B 疗法与 A 疗法比较，$OR = 0.236$，OR 的 95% CI 为（0.143，0.389），可以认为 B 疗法的死亡率更低；C 疗法与 A 疗法比较，$OR = 2.773$，OR 的 95% CI 为（0.529，14.545）；D 疗法与 A 疗法比较，$OR = 3.328$，OR 的 95% CI 为（0.660，16.784），因 OR 值包含 1，尚不能认为 A 疗法与 C、D 疗法的死亡率有差异，见图 21-12。

参考文献

1. 孙振球. 医学统计学. 第 3 版. 北京：人民卫生出版社，2010.

2. 颜虹. 医学统计学. 第 2 版. 北京：人民卫生出版社，2010.

3. Peter A. & Geoffrey B. Statistical Methods in Medical Research. (Third Edition). Massachusetts：Blackwell Science Publication，1971.

4. David F. Robert P. & Roger P. Statistics. (Fourth Edition)，New York，W. W. Norton & Campany，1978.

5. 贾俊平. 统计学. 第 4 版. 北京：中国人民大学出版社，2011.

6. 韩兆洲. 统计学原理. 第 7 版. 广州：暨南大学出版社，2011.

7. 倪宗瓒. 医学统计学. 第 1 版. 北京：高等教育出版社，2003.

8. 方积乾. 卫生统计学. 第 6 版. 北京：人民卫生出版社，2010.

9. 管红云，刘治民，陈青山. 多媒体与 SPSS 在医学统计学教学中的应用［J］. 山西医科大学学报（基础医学教育版），2005，（02）：143-145.

10. 美国 SAS 软件研究所上海办事处. SAS 基础教程. 上海：上海科学技术文献出版社，1997.

11. 刘超，吴喜之. 统计教学面对的挑战［J］. 统计研究，2012，（02）：105-108.

12. 唐朝霞，赖伏虎，王舒，等. Excel 在卫生统计工作中的综合应用［J］. 中国医院统计，2006，13（3）：287-288.

13. Robert F. Woolson. Statistical Methods for the Analysisof Biomedical Data. New York：John Wiley & Sons，1987.

14. Tarmizi R A，Bayat S. Effects of Problem-based Learning Approach in Learning of Statistics among University Students［J］. Procedia-Social and Behavioral Sciences，2010，8：384-392.

15. 徐勇勇，陈长生，曹秀堂，等. 医学与卫生统计资料的系统结构数据. 中国卫生统计，1995，12（5）：306-308.

16. 李国春. SPSS 统计软件简介［J］. 循证医学，2003，3（4）：249-252.

17. Verzani J. Using R in Introductory Statistics Courses with the pmg Graphical User Interface. Journal of Statistics Education，2008，16（1）：01-17.

18. Bradstreet T E. Teaching introductory statistics courses so that nonstatisticians experience statistical reasoning. The American Statistician，1996，50（1）：69-78.

19. The challenge of developing statistical literacy，reasoning，and thinking. Dordrecht：Kluwer academic publishers，2004.

20. 陈青山. Excel 统计分析. 广州：暨南大学出版社，2012.

21. 胡良平. 医学统计学基础与典型错误辨析. 北京：军事医学科学出版社，2003.

22. Stuart M. Changing the teaching of statistics. The Statistician，1995：45-54.

23. Gravetter F，Wallnau L. Statistics for the behavioral sciences. Cengage Learning，2006.

24. Bulmer，Michael George. Principles of statistics. Courier Corporation，2012.

25. 肖丽娟，孙茂民. 医学论文中统计学处理常见问题及应对措施［J］. 编辑学报，2010，22（06）：

500-502.

26. Holmes, Peter. "50 years of statistics teaching in English schools: some milestones." Journal of the Royal Statistical Society: Series D (The Statistician) 52. 4 (2003): 439-463.

27. 陈青山，孟晶，杨剑，等. 医学科研中如何用好应用统计学的方法 [J]. 中华物理医学与康复杂志，2014，36 (6)：483-485.

28. Seaver, William L., and Gabriella M. Belli. "Teaching Statistics to the Nonstatistician Part-Time Student: Issues for Consideration." (1989).

29. Thisted, Ronald A. "Teaching statistical computing using computer packages." The American Statistician 33. 1 (1979): 27-30.

30. Srivastava, Muni Shanker, and Edward M. Carter. An introduction to applied multivariate statistics. North-holland, 1983.

31. 徐勇勇，赵清波. 如何在论文中正确表达和解释统计结果. 中华预防医学杂志，2002，36 (4)：284-285.

32. 宇传华. SPSS 与统计分析. 第 1 版. 北京：电子工业出版社，2007.

33. 陈平雁. SPSS13.0 统计软件应用教程. 第 1 版. 北京：人民卫生出版社，2005.

34. 胡良平. SAS 统计分析教程. 第 1 版. 北京：电子工业出版社，2010.

35. 仲文明. SAS9.2 从入门到精通. 第 1 版. 北京：电子工业出版社，2011.

36. 贺佳. SAS 统计软件应用. 第 3 版. 北京：人民卫生出版社，2014.

37. Bryman, Alan, and Duncan Cramer. Quantitative data analysis with SPSS 12 and 13: a guide for social scientists. Psychology Press, 2005.

38. Schlotzhauer, Sandra D., and Ramon C. Littell. SAS system for elementary statistical analysis. Cary, North Carolina: SAS institute, 1997.

39. Levine, David M., Mark L. Berenson, and David Stephan. Statistics for managers using Microsoft Excel. Vol. 660. Upper Saddle River, NJ: Prentice Hall, 1999.

40. Mandel, John. The statistical analysis of experimental data. Courier Corporation, 2012.

41. 胡良平，高辉. 如何正确运用 t 检验 [J]. 中西医结合学报，2008，6 (2)：209-212.

42. 庄严，陈平雁. 方差分析中离均差平方和的简化计算. 中国卫生统计，2008，25 (6)：652-654.

43. 何艳频，孙爱峰. Spearman 等级相关系数计算公式及其相互关系的探讨 [J]. 中国现代实用药物应用，2007，1 (7)：72-73.

44. 陆运清. 用 Pearson's 卡方统计量进行统计检验时应注意的问题 [J]. 统计与决策，2009，(15)：32-33.

45. 李丽霞，郜艳晖，周舒冬，等. 二分类、多分类 Logistic 回归模型 SAS 程序实现的探讨 [J]. 数理医药学杂志，2007，20 (4)：431-433.

46. 高歌，何露. 多分类有序反应变量 logistic 回归应用条件的检验 [J]. 中国卫生统计，2003，20 (5)：276-278.

47. 冯国双，陈景武，周春莲. logistic 回归应用中容易忽视的几个问题 [J]. 中华流行病学杂志. 2004，25 (06)：544-545.

48. 蒋明. SPSS 软件在回归分析中的应用 [J]. 计算机与农业，2003，(8)：15-16.

49. 任红松，曹连莆，魏凌基，刘东旭. 协方差分析的 SAS 实现方法 [J]. 石河子大学学报（自然科学版），2003，7 (1)：45-48.

50. 金丕焕. 医用 SAS 统计分析. 上海：上海医科大学出版社. 2000.

51. Hatcher, Larry. Step-by-step basic statistics using SAS: student guide. Vol. 1. SAS Institute, 2003.

52. 王保进. 多变量分统计软件与数据分析. 北京：北京大学出版社，2007.

53. 陈峰. 应用多元统计方法. 北京：中国统计出版社. 2001.

54. 曹素华. 实用医学多因素统计方法. 上海：上海医科大学出版社，1998.

55. 米术斌，张雷，段一娜，等. SPSS 软件进行随机区组设计非参数检验的多重比较［J］. 现代预防医学，2009，36（2）：217-219.

后 记

在《医学应用统计分析》搁笔付梓之际，我怀着一种释然而又忐忑的心情，不停地翻阅着全书的各个章节，似乎在追寻、在期待什么。

30 多年前大学毕业时，出于对教师的热爱、对数学的喜好，义无反顾地选择了教师职业，选择了教授医学统计学、流行病学课程。至今上万个日夜已经过去了，当统计学难学、难用成为越来越多学习者和应用者的共识之时，我作为一名大学教师，深感自己的责任重大！统计学为什么难学难用？原因到底在哪里？如何有效解决？……渐成我不懈探索的内容。

当有一天，我把司机学开车、观众看电视与学生学统计、科研人员用统计联系起来时，似乎突然明白，统计学应当分为理论统计学和应用统计学两门课程，有的专业应当学习理论统计学，但更多的应用者可以只需要学习应用统计学！这是解决问题的关键，也成为我组织编写应用统计分析的理由。

今天，它公开出版了。

但愿该书的编写模式能改变现有统计学的教学现状！

但愿该书的编写内容能使广大应用者把统计学学得简单一些、牢固一些、实用一些！

但愿该书可以作为在高校园地默默耕耘 30 余年的一名普通教师奉献给社会的一份礼物，能为读者所用，尽管还有许多不尽如人意之处。在本书使用过程中，如有建议和要求，可发电子邮件（data88@126.com）联系。)